Tableau d'interprétation des planches de Bulliard

BULLIARD			FRIES		M. QUÉLET M. MASSEE (Myxomycétes)	
Planches.	Noms.	Pages.	Noms.	Pages.	Noms.	Pages.
(2)	Ag. bulbosus	670	Agaricus phalloides *Fr*	18	Amanita *virescens Vaill*	309
(4)	Bol. luteus	328	Boletus striæpes *Secr*. ? (Kickx)		Ixocomus *variegatus Fr*	
7	Bol. obliquatus	336	Polyporus lucidus *Leys*	537	Placodes lucidus *Leys., Sow*	399
10	Pez. aurantiaca	247	Peziza scutellata *Schaef*	85	Humaria (Ciliaria) scut. *Schaef.*	(286)
(14)	Ag. necator	489	Lactarius *rufus Scop*	*(347)	Lactarius torminosus *Schaef*	
16	Ag. typhoides (582, f. 2)	405	Coprinus comatus *Fr*	(307)	Coprinus comatus *Fr*	53
17	Ag. aquosus	470	Collybia aquosa *Bull*	122	Coll. *dryophila Bull.*(var. aquosa)	227
19	Bol. Juglandis (114)	344	Polyporus squamosus *Huds*	532	Cerioporus squamosus *Huds*	407
22	Ag. digitaliformis	435	Psathyra gyroflexa *Fr*	305	Drosophila (Psath.) gyroflexa *Fr.*	60
24	Lyc. verrucosum	157	Scleroderma verrucosum *Bull*	(49)	Scleroderma verrucosum *Bull.*	(243)
(26)	Ag. bifidus	599	Russula *furcata Pers*	441	Russula virescens *Schaef*	348
28	Bol. coriaceus	334	Polyporus perennis *Linn*	531	Pelloporus perennis *Linn*	402
30	Ag. amarus	478	Hypholoma elæodes *Fr*	291	Dryophila *fascicularis Huds*	154
(32)	Lyc. piriforme (435, f. 3)	152	Lycoperdon *piriforme Schaef*	(39)	Utraria hirta	
34	Hydn. erinaceum	304	Hydnum erinaceum *Bull*	608	Dryodon erinaceum *Bull*	438
36	Ag. contortus	612	Collybia contorta *Bull*	112	Collybia *fusipes Bull*	
38	Ag. mollis	508	Lentinus Dunalii *Fr*	481	Lentinus *tigrinus Bull, var*	328
(40)	1. Nid. striata	166	Nidularia striata *Hoffm*	(298)	Cyathus *hirsutus Schaef*	
	(2). Nid. laevis (488, f. 1)		Id. *campanulata Sibth*	(298)	Cyathus Crucibulum *Hoffm*	
	3. Nid. laevis (488, f. 2)		Id. Crucibulum *Hoffm*	(299)	Cyathus Crucibulum *Hoffm*	
42	Ag. sanguineus	599	Russula sanguinea *Bull*	442	Russula sanguinea *Bull*	343

Planches.	Noms de Bulliard	Pages.	Noms de Fries	Pages.	Noms. de M. Quélet.	Pages.
44	Pez. cerea	270	Peziza Catinus	*(7)	P. cochleata *Bull* (var. *ochracea*)	(276)
(46)	Bol. elegans	338	Polyporus varius *Fr*	535	Leucoporus *Calceolus* Bull	404
48	Ag. solitarius	675	Amanita solitaria *Bull*	22	Amanita solitaria *Bull*	306
50	Ag. croceus	553	Hygrophorus conicus *Scop*	419	Hygrophorus conicus *Scop*	254
52	Lyc. lacunosum	152	Lycoperdon *gemmatum Fl. dan.*	(37)	Utraria saccata *Fl. dan.* (v. lacun.)	XIX
(54)	Ag. vinosus	518	Flammula *vinosa Fr*	244	Paxillus *leptopus Fr*	XVIII
56	Ag. Hariolorum	618	Collybia nummularia *Fr*	120	Coll. Hariol. *Lam.*, v. numm. *Fr.*	227
58	Ag. papilionaceus	428	Panæolus Phalænarum *Fr*	310	Panæolus campanul. *v.* Phal. *Fr.*	54
60	Bol. edulis (494)	322	Boletus edulis *Bull*	508	Dictyopus edulis *Bull*	
62	Ag. Cantharellus (505. f. 1)	505	Cantharellus cibarius *Fr*	455	Craterellus cibarius *Fr*	
64	Ag. androsaceus (569, f. 3)	544	Marasmius Rotula *Scop*	477	Marasmius Rotula *Scop*	313
66	Ag. fimiputris	430	Panæolus fimiputris *Bull*	310	Panæolus fimiputris *Bull*	54
(68)	Ag. stercorarius	398	Coprinus *niveus Bull*	325	Coprinus. stercorarius *Bull*	XVIII
70	Ag. tigrinus	508	Lentinus tigrinus *Bull*	481	Lentinus tigrinus *Bull*	328
72	Lyc. hiemale	152	Lycoperdon excipuliforme *Scop.* (Kickx).		Utraria excipuliformis *Scop*	(241)
74	Bol. hepaticus (464 et 497)	314	Fistulina hepatica *Huds*	522	Fistulina hepatica *Huds*	428
76	Ag. fusiformis	612	Collybia œdematopus *Schæf*	112	Collybia *fusipes Bull*	
78	Ag. colubrinus	484	Lepiota procera *Scop*	29	Lepiota procera *Scop*	301
80	Ag. plicatus	433	Mycena clavicularis *Fr*	149	Mycena clavicularis *Fr*	215
82	Bol. *igniarius*	362	Polyporus *fulvus Fr*. ? (Kickx)		Placodes igniarius *Linn*	
84	Ag. nitens	424	Panæolus separatus *Linn*	310	Panæolus separatus *Linn*	54
86	Bol. versicolor	368	Polyporus versicolor *Linn*	568	Coriolus versicolor *Linn*	390
88	Ag. cinereus	398	Coprinus fimetarius *Linn*	324	Coprinus fimetarius *Linn* ?	50
(90)	Ag. repens	470	Collybia *dryophila Bull*	122	Collybia erythropus *Pers*	226
(92)	Ag. aureus	626	Tricholoma aureum *Fr*	317	Omphalia *mellea, Fl. dan.*, var.	
94	Ag. congregatus	415	Coprinus congregatus *Bull*	328	Coprinus congregatus *Bull*	47
96	Ag. araneosus	618	Cortinarius firmus *Fr*	386	Cortinarius firmus *Fr*	128

Planches	Noms de Bulliard.	Pages.	Noms de Fries	Pages.	Noms de M. Quélet.	Pages.
98	Ag. vaginatus (512)	665	Amanita vaginata *Bull*	27	Amanita vaginata *Bull.*, *var. alba*.	302
100	Bol. *tuberosus*	326	Boletus *luridus* Schœf.	511	Dictyopus tuberosus *Bull*	423
102	Ag. ramosus	591	Collybia ramosa *Bull*	115	Collybia ramosa *Bull*	227
(104)	Ag. lact. zonarius	491	Lactarius zonarius *Bull*	425	Lactarius zonarius *Bull*	357
106	Ag. fusipes (516, f. 2)	612	Collybia fusipes *Bull*.	111	Collybia fusipes *Bull*	229
108	Ag. bulbosus vernus	670	Amanita verna *Lam.*	19	Amanita verna *Lam*	309
110	Ag. turbinatus	645	Cortinarius turbinatus *Bull*	346	Cortinarius turbinatus *Bull*	120
(111)	Ergot	»»»	Spermœdia Clavus	(268)	Sclérote de Cordyceps purpurea	
(112)	Ag. pilulæformis	440	Hypholoma piluliforme *Fr*	296	Drosophila *hydrophila* (juv.) *Bull*.	63
114	Bol. polymorphus (19)	344	Polyporus squamosus *Huds*	*(438)	Cerioporus squamosus *Huds*	407
116	Pez. nigra	238	Bulgaria inquinans *P*		Bulgaria inquinans *P*	
118	Ag. eburneus	525	Hygrophorus eburneus *Bull*	406	Hygrophorus eburneus *Bull*	
120	Ag. aurantiacus	666	Amanita cæsarea *Scop*	17	Amanita cæsarea *Scop*	310
122	Ag. pseudo-aurantiacus	673	Amanita muscaria *L*	20	Amanita muscaria *Linn*	305
124	Bol. nummularius	335	Polyporus nummularius *Bull*	536	Leucoporus nummularius *Bull*	403
128	Ag. momentaneus	394	Coprinus ephemerus *Bull*	331	Coprinus ephemerus *Bull*	44
132	Bol. scaber (489, f. 1)	319	Boletus scaber *Bull*	(424)	Gyroporus scaber *Bull*	426
(134)	Ag. edulis (514)	630	Psalliota campestris *L*	279	Pratella campestris Linn	
138	Ag, tomentosus	402	Coprinus tomentosus *Bull*	325	Coprinus tomentosus *Bull*	51
140	Ag. stypticus (557, f. 1)	389	Panus stypticus *Bull*	489	Panus stypticus *Bull*	324
(142)	Ag. mouceron	580	Tricholoma graveolens *P*	67	Gyrophila *Georgii Clus*	272
144	Ag. pseudo-mouc. (528, f 2)	578	Marasmius oreades *Bolt*	467	Marasmius oreades *Bolt*	321
(148)	A C Ag. Clavus	541	Collybia Clavus *Bull*	123	Mycena *rubella* Q	220
	D Ag. Clavus		Mycena juncicola *Fr*	154	Mycena juncicola *Fr*	208
150	Helv. cornucopioid. (498,f.3)	291	Craterellus cornucopioides *L*	(532)	Craterellus cornucopioides *L*	
152	Ag. sessilis (581, f. 3)	383	*Claudopus* variabilis *P*	213	Crepidotus variabilis *P*	76
154	A E F Pez. cochleata	208	Pez. cochl. *Bull*, *v.* umbrina	(50)	Peziza cochleata *Bull*	(276)

Planches	Noms de Bulliard.	Pages.	Noms de Fries.	Pages.	Noms de M. Quélet.	Pages.
154	B C D Pez. cochleata......		Pez. cochl., *Bull.*, *v.* alutacea...	(50)	Peziza cochleata *Bull*...........	276
156	Hyd. cyathiforme...	308	Hydnum scrobiculatum *Fr*.......	604	Calodon zon. *Batsch, v.* scrob. *Fr.*	443
158	Ag. alliaceus...........	551	Marasmius *porreus* *P.?*.........	466	Marasmius prasiosmus *Fr*.......	322
160	Ag. radicosus...........	637	Pholiota radicosa *Bull*.........	218	Dryophila radicosa *Bull*........	163
(162)	Ag. roseus.............	473	*Cortinarius dolabratus ? Fr*....	394	Mycena pura *P*..............	
164	Ag. atramentarius........	413	Coprinus atramentarius *Bull*....	322	Coprinus *fuscescens Schæf*......	52
166	Ag. Lycoperdon	610	Nyctalis asterophora *Fr*........	463	Nyctalis asterophora *Fr*........	40
168	Ag. sulfureus..........	563	Tricholoma sulphureum *Bull*....	63	Gyrophila sulphurea *Bull*.......	279
170	Ag. cyaneus (530, f. 1)...	641	Stropharia æruginosa *Curt*......	284	Geophila (Stroph.) ærugin. *Curt.*	
172	Hyd. repandum..........	312	Hydnum repandum *L*..........	601	Sarcodon repandum *L*...........	446
174	Tr. chrysocoma..........	230	Tremella mesenterica *Retz*......	691	Tremella mesenterica *Retz*......	23
176	Ag. odorus.............	567	Clitocybe viridis *With*..........	85	Omph. viridis *With*............	250
178	Ag. pulverulentus........	479	Flammula conissans *Fr*.........	249	Dryophila conissans *Fr*.........	159
180	Clav. cornuta...........	193	Sphæria hypoxylum *Fr*..........	(327)	Xylaria hypoxylon *Fr*..........	
182	Phal. impudicus........	276	Phallus impudicus *L*...........	(283)	Phallus impudicus *L*..........	
184	Tr. atrovirens...........	225	Nostoc commune ? (*K*).........		Nostoc commune.............	
186	Ag. Fibula.............	534	Omphalia Fibula *Bull*.........	164	Omphalina Fibula *Bull*........	197
188	Ag. ericæus............	523	Hygrophorus virgineus *Wulf*....	413	Hygrophorus virgineus *Wulf*...	257
190	Helv. Mitra............	298	Helvella Mitra *Sowerb*..........	(15)	Elvela *lacunosa Afz*...........	
192	Lyc. ardosiacum.........	146	Bovista plumbea *P*............	82	Globaria plumbea *P*...........	(240)
	A »		Lycogala epidendron *L*.........	(82)	Lycogala epidendron...........	
(194)	Ag. lacrymabundus.......	438	Hypholoma ?	293	Geophila (hyph.) lacrymab. *Bull.*	67
196	Pez. stipitata (457, f. 2)...	272	Peziza macropus *P*............	(57)	Elvela *hispida Schæf*..........	
198	Ag. amethysteus........	559	Clitocybe laccata *Scop*.........	108	Collyb. laccata *Scop.*,v. *ameth. V.*	
200	Ag. lact. acris..	500	Lactarius piperatus *Scop*.......	430	Lactarius piperatus *Scop*.......	358
202	Ag. *coccineus*...........	560	Hygrophorus *puniceus Fr*.......	419	Hygroph. coccineus *Schæf*......	
204	Pez. Labellum..........	262	Peziza hemispherica *Wigg*......	(82)	Lachnea *hirsuta Holmsk*.......	

Planches.	Noms de Bulliard.	Pages.	Noms de Fries.	Pages.	Noms de M. Quélet.	Pages.
206	Ag. picaceus............	407	Coprinus picaceus *Bull*.........	323	Coprinus picaceus *Bull*..........	50
208	Ag. cornucop............	295	Cantharellus *tubæformis Fr*.....	(320)	Craterellus infundibuliform. *Scop.*	
210	Bol. hispidus (493).......	352	Polyporus hispidus *Bull*........	551	Inodermus hispidus *Bull*........	393
212	Ag. nigricans (579, f. 2)..	587	Russula nigricans *Bull*.........	439	Russula nigricans *Bull*.........	350
214	Ag. *villosus*............	572	Pluteus ephebeus *Fr*...........	186	Pluteus *villosus Bull*..........	187
(216)	Excl. B. Ag palmatus....	582	*Crepidotus* palmatus *Bull*......	275	Gyrophila palmata *Bull*.........	273
	B. Ag. palmatus.........		Ag. *proboscideus ? Fr*..........	(211)	Gyr. palm. *Bull.*, *v.* tremens *Q.*.	
218	Excl. F. Phallus esculentus	274	Morchella *esculenta L*..........	(6)	Morilla villica *Q*..............(272)	
	F. Phallus esculentus....		Morchella tremelloides *Vent*.....	(10)	Morilla *villica Q*..............(272)	
220	Clav. digitata............	192	Sphaeria digitata *Bull*..........(326)		Xylaria polymorpha *P*...........	
(222)	Clav. coralloides........	202	Clavaria *aurea Schaef*..........	670	Ramaria flava. *Schaef*..........	
224	Ag. lact. dulcis..........	493	Lactarius *subdulcis Bull*........	437	Lactarius obnubilus *Lasch*.......	361
	B. D. id.		Lactarius *subdulcis Bull*........		Lactarius camphoratus *Bull*......	
	Id.		Id. id.		Lactarius cimicarius *Batsch*.....	361
226	Ag. petalodes (557, f. 2)..	391	Pleurotus pelatoides *Bull*.......	175	Pleurotus petaloides *Bull*.......	331
228	Pez. fructigena..........	236	Peziza fructigena *Bull*..........(118)		Helotium fructigenum *Bull*.....(308)	
232	Ag. longipes............	613	*Collybia* longipes *Bull*........	110	Marasmius longipes *Bull*........	321
(236)	Bol. aurantiacus........	320	Boletus scaber, *F.. var*........	515	Gyroporus *rufus Schaef*........	425
(238)	Lycop. stellatum........	160	Geaster hygrometricus *P*........	(19)	Geaster hygrometricus *P*........(239)	
240	Ag. contiguus (576, f. 2)..	518	Paxillus involutus *Batsch*.......	403	Paxillus involutus *Batsch*.......(111)	
242	Excl. C. H. elastica.....	300	Helvella elastica *Bull*..........	(21)	Elvela elastica *Bull*............	273
242	C. Helv. elastica........		Helv. *elastica Schaef. v.* fusca..	(21)	Elvela fuliginosa *Schæf*........	
244	Cl. pistillaris............	211	Clavaria pistillaris *L*...........	276	Clavaria pistillaris *Linn*........	459
246	Ag. micaceus............	415	Coprinus micaceus *Bull*........	325	Coprinus micaceus *Bull*.........	48
(248)	A. B. Ag. cyathiformis...	512	Clitocybe brumalis *Fr*..........	103	Omph. brumalis *Fr*............	240
	C. Ag. cyathiformis......		Id. obbata *Fr*............	101	Omph. cyathiform., *v.* obbata *Fr*.	239
(250)	Ag. ar. violaceus........	649	Cortinarius violaceus *L*.........	360	Cortinarius violaceus *Linn*......	

Planches.	Noms de Bulliard.	Pages.	Noms de Fries.	Pages.	Noms de M. Quélet.	Pages.
252	Pez. punctata	259	Sphaeria punctata *Bull*	(330)	Poronia punctata *Bull*	
254	Bol. *fimbriatus*	332	Polyporus pictus *Schultz*	531	Pelloporus *fimbriatus Bull*	402
256	Ag. tuberosus (522, f. 4)	548	Collybia tuberosa *Bull*	119	Collybia tuberosa *Bull*	233
258	Ag. glutinosus (539 B)	527	Hygrophorus *glutinifer Fr*	407	Hygr. olivaceo-albus *Fr*	264
260	Ag. pumilus (563, f. 3)	452	Mycena flavo-alba *Fr*	135	Mycena flavo-alba *Fr*	221
(262)	Ag. volvaceus	663	Volvaria volvacea *Bull*	182	Volvaria volvacea *Bull*	190
264	Clav. bifurca	207	Clavaria inæqualis *Fl. dan*	674	Clavaria inæqualis *Fl. dan*	461
266	Ag. squamosus	625	Pholiota squarrosa *Müll.*	221	Dryophila squarrosa *Müll*	162
268	Ag. castaneus	658	Cortinarius castaneus *Bull*	391	Cortinarius castaneus *Bull*	133
270	Lyc. *aurantium*	158	Scleroderma vulgare *Fr*	(46)	Scleroderma *aurantium Linn*	(243)
272	Tr. verticalis	230	Tremella fimbriata *P*	690	Tremella fimbriata *P*	23
274	Aur. reflexa	282	Stereum hirsutum *Willd*	639	Stereum hirsutum *Willd*	14
276	Ag. pseudandrosaceus	530	Omphalia pseudo-androsacea *Bull.*	161	Omph. *umbellifera Linn*	201
(278)	Aur. caryoph. (483, f. 6-7)	284	Telephora *intybacea P*	635	Thelephora terrestris *Ehrh*	430
280	Pez. araneosa	264	Peziza araneosa *Bull*	(69)	Humaria (florella) araneosa *Bull.*	
(282)	Ag. lact. plumb. (559, f. 2)	498	Lactarius plumbeus *Bull.*	429	Lactarius plumbeus *Bull*	354
284	A Tr. purpurea	216	Tubercularia Æsculi *Corda* (Kic.)		Tubercularia Æsculi *Corda*	
	B id.		Tubercul. vulgaris *Tode* (Kickx).		Tubercularia vulgaris *Tode*	
(286)	Ag. *infundibul*	510	Ag. Catinus *Fr*	*(72)	Omph. *infund. Bull.*, *v.* Catinus.	243
288	Ag. muscigenus (498, f. 2)	290	Cantharellus muscigenus *Bull*	460	Dictiolus muscigenus *Bull*	35
290	Auricularia *tremelloïdes*	278	Auricularia mesenterica *P*	686	Auricularia *tremelloides Bull*	24
292	Ag. piperatus	601	Russula fœtens *P*	447	Russula fœtens *P*	345
294	Lyc. pediculatum (471, f. 2)	162	Tulostoma mammosum *Fr*	(42)	Tylostoma mammosum *Fr*	
(296)	Bol. *Laricis*	353	Polyporus officinalis *Vill*	555	Leptoporus *caudic. Sch.*, *v.* Laricis	XIX
298	Ag. conchatus (517, f. OP)	385	Panus conchatus *Bull*	488	Pleurotus conchatus *Bull*	332
300	Pez. lenticularis	248	Peziza lenticularis *Bull*	(133)	Helotium lenticulare *Bull*	(310)
304	Tr. persistens	223	Gymnosporangium Sabinae *Dicks*	(507)	Gymnosporangium Sabin. *Dicks*	

| BULLIARD | | | FRIES | | M. QUÉLET / M. MASSÉE (Myxomycètes) | |
Planches.	Noms.	Pages.	Noms.	Pages.	Noms.	Pages.
308	Ag. crustuliniformis (546).	589	Hebeloma crustuliniformis *Bull*..	241	Hyloph. (Hebel.) crustulinif. *B*.	92
310	*A* Bol. *suaveolens*........	342	Trametes *Bulliardi Fr*.........	584	Trametes suaveolens *L*..........	373
	BC Id. id.		Trametes *Bulliardi Fr*.........		Trametes rubescens *A. S*.......	373
312	Bol. betulinus...........	348	Polyporus betulinus *Bull*........	555	Placodes betulinus *Bull*.........	396
(*316*)	Ag. verrucosus..........	672	Amanita rubescens *Scop*........	24	Amanita *rubens Scop*...........	
320	Ag. filopes..............	454	Mycena filopes *Bull*...........	144	Mycena filopes *Bull*...........	208
324	Ag. horizontalis..........	573	Naucoria horizontalis *Bull*......	256	Galera horizontalis *Bull*........	79
326	Retic. alba.............	92	Spumaria alba D. *C*...........	(*95*)	Spumaria alba *D. C*............	*257
328	Bol. castaneus...........	324	Boletus castaneus *Bull*.........	517	Gyroporus castaneus *Bull*.......	425
330	Ag. volvaceus minor.....	663	Volvaria parvula *Weimn*........	184	Volvaria *pusilla Pers*...........	189
332	Bol. annularius..........	316	Boletus elegans *Schum*........	497	Ixocomus (peplopus) *luteus L*....	414
336	Ag. ramealis............	538	Marasmius ramealis *Bull*.......	474	Marasmius ramealis *Bull*.......	317
340	Lyc. hirtum (475)........	152	Lyc. gemmatum *Fl. dan*.......	(*37*)	Utraria gemmata *Fl. dan*.......(*242*)	
344	Ag. nigripes (519, f. 2)...	476	Collybia velutipes *Curt*.........	115	*Pleurotus velutipes Curt*........	
346	Ag. alneus (581, f. 1)....	381	Schizophyllum commune *Fr*.....	492	Schizophyllum commune *Fr*.....	365
(*348*)	Ag. ardosiacus...........	472	Entoloma *ardosiac.Fr*.(non *Bull*.)	191	Eccilia ardosiaca (Bull.) *Q*......	173
(*352*)	Ag. labyrinthiformis......	377	Dædalea quercina *L*...........	586	Lenzites quercina *L*............	369
	Superior sinistra id......		Id. *quercina L*............		Lenzites trabea *Q*.............	367
354	Clav. coralloides cinerea..	204	Clavaria cinerea (terat.) *Bull*....	668	Ramaria cinerea *Bull*...........	
356	Tuber nigrum............	74	Tuber cibarium *Corda*..........(*290*)		Tuber *melanosporum Vitt*......	465
(*358*)	A B Clavaria muscoides...	203	A B Clavaria crispula *Fr*........	673	Ramaria crispula *Fr*............	464
	C id.		C Id. id.		Ramaria cristata *Holmsk*.......	XIX

Planches	Noms de Bulliard.	Pages.	Noms de Fries.	Pages.	Noms de M. Quélet.	Pages.
358	D E Clav. fastigiata......		D E Clavaria fastigiata *L*........	667	Ramaria fastigiata *L*.............	406
360	Bol. *calceolus* (445, f. 2)..	338	Polyporus varius *Fr*.............	535	Leucoporus *calceolus Bull*.......	404
362	Ag. ocraceus (530, f. 3)..	644	Lepiota amiantina *Scop*..	37	Lepiota amiantina *Scop*.........	295
364	Ag. ovoideus albus.......	668	Amanita ovoidea *Bull*..........	18	Amanita ovoidea *Bull*..........	309
366	Bol. imbricatus	350	Polyporus imbricatus *Bull*......	542	Leptoporus *sulfureus, Bull., var.*	
368	1. Sphaeria coccinea......	126	Arcyria punicea *Ros'*........... (177)		Arcyria punicea *Rost*..........	*142
	2. Sph. antiades.........		Physarum antiades *Fr*.......... (314)		Physarum antiades *Fr*..........	*314
369	Bol. cyanescens	330	Boletus cyanescens *Bull*........	517	Boletus cyanescens *Bull*........	105
370	Ag. lanuginosus..........	656	Inocybe lanuginosa *Bull*........	227	Inocybe lanuginosa *Bull*........	370
371	Sphaeria floriformis.......	742	Diderma floriforme *Rost*....... (190)		Chondrioderma floriforme *Rost*...	*199
372	Clav. ophioglossoides	196	Geoglossum glabrum *P*.........		Geogl. glabrum *P*. et difforme *P*..	(266)
374	Ag. cretaceus.............	636	Lepiota cepaestipes *Sow*..........	35	Lepiota cepæstipes *Sow*.........	298
(376)	1. Pez. stercorea	254	Ascobolus furfuraceus *P*........ (163)		Ascobolus furfuraceus *P*........	
	2. Pez. chrysocoma.......		*Peziza* chrysocoma *Bull* .... (140)		Dacrymyces chrysocomus *Bull*...	18
	3. Pez. lactea...........		Peziza *virginea* Batsch........ (133)		Erinella nivea *Batsch*...........	(304)
	4. Pez. viridis...........		Pez. cinerea Batsch.,*v.* viridis Bull. (143)		Mollisia cinerea *Batsch*.........	
377	Ag. annularius (540, f. 3)..	626	Armillaria mellea *Vahl*	44	Omph. mellea *Vahl*.............	251
(378)	Auricularia ferruginea....	281	Stereum *ferrugineum Fr*.......	640	Stereum ferrugineum *Bull*.	378
379	Bol. felleus..............	325	Boletus felleus *Bull*.............	516	Dictyoporus felleus *Bull*........	421
380	1. Reticularia lutea.......	88	Æthalium septicum *Fr*.......... (93)		Fuligo *varians Rost*............	*344
	2. Ret. nigra.............		Didymium lobatum *Nees*........ (123)		Didymium *farinaceum Schrad*...	*219
	3. Ret. stipitata..........		*Diderma stipitatum Fr*........ (104)		Chondrioderma testaceum *Rost*...	240
382	Ag. lividus...............	568	Entoloma lividum *Bull*..........	189	Rhodophyllus lividus *Bull*.......	179
384	Sphaeria fragiformis......	641	Licea fragiformis *Nees* .... (196)		Tubulina *cylindrica Rost*........	*40
385	Bol. æreus...	321	Boletus aereus *Bull*	508	Dictyopus aereus *Bull*..........	421
(386)	*A*. Tr. cerebrina..........	222	Tremella *albida* Huds..........	691	Tremella hyalina *P*	17
	B. Tr. cerebrina.........		Tremella albida *Huds*..........		Tremella mesenterica *Retz*......	

Planches.	Noms de Bulliard.	Pages.	Noms de Fries.	Pages.	Noms de M. Quélet.	Pages.
(386)	C. Tremella cerebrina....		Tr. *albida Huds., v. nigrescens Fr.*	(215)	Tremella intumescens..........	
387	1. Sphæria semi trichioides.	124	*Cribraria aurantiaca Schrad*....	(174)	Dictydium cernuum.	*67
	2. Sphæria trichioides....		Dictydium trichioides *Bull*.......	(166)	Dictydium *cernuum Nees*........	*67
388	Ag. rimosus..............	558	Inocybe rimosa *Bull*............	232	Inocybe rimosa *Bull*............	101
390	Hyd. ramosum..........	305	Hydnum coralloides *Scop*........	607	Dryodon coralloides *Scop*........	438
392	Ag. appendiculatus.......	442	Hypholoma appendiculatum *Bull*..	296	Drosoph. (hyphol.) appendic. *Bull*.	63
393	A. Bol. communis....:...	328	Boletus subtomentosus *L*........	503	Xerocomus subtomentosus *L*.....	
	B. C. Bol. communis......		Boletus pruinatus *Fr*............	504	Xerocomus pruinatus *Fr*........	420
394	Ag. coriaceus............	373	Lenzites flaccida *Fr*............	493	Lenzites flaccida *Fr*............	366
395	Ag. polygrammus........	454	Mycena polygramma *Bull*.......	139	Mycena polygramma *Bull*.......	217
(396)	1. Pez. carnosa..........	255	Peziza carnosa *Bull*............	(154)	Lachnea carnosa *Bull*..........	XVI
	2. Pez. *lanuginosa*.......		Pez. *hemispherica Wicq., v. replic.*	(83)	Lachnea lanuginosa *Bull*........	(283)
	3. Pez. crenata..........		Peziza cupularis *L*.............	(62)	Peziza cupularis *L*.............	(277)
398	Ag. hybridus............	478	Flammula fusa *Batsch*..........	247	Dryophila fusa *Batsch*..........	158
400	Ag. pileolarius...........	521	Clytocybe nebularis *Batsch*......	79	Omph. nebularis *Batsch*........	249
(401)	Bol. ungulatus...........	358	Fomes *nigricans Fr?*...........	(375)	Placodes igniarius *L*...........	399
402	Auricularia papyrina......	280	Merulius corium *Fr*............	591	Merulius *papyrinus Bull*........	32
(403)	A. Ag. arundinaceus......	458	Collybia *collina Scop*..........	119	Mycena rugosa *Fr*............	
	B. C. Ag. foraminulosus...		Ag. tener *Schaef*..............	(266)	Galera tenera *Schaef*..........	
404	Tuber album............	80	Rhizopogon albus *Vitt*..........	(293)	*Chœromyces meandriformis Vitt.*	
405	Ag. clypeolarius (506, f. 2).	482	Lepiota clypeolaria *Bull*........	32	Lepiota clypeolaria *Bull*........	297
406	A. *a*. B. Tremella mesenter.	230	Tremella foliacea *P*............	690	Tremella foliacea *P*............	23
	C. D. Tremella mesenterica.		Tremella lutescens *P*...........	690	Tremella lutescens *P*...........	23
407	1. Sphærocarpus viridis....	135	Physarum nutans *Fr., v.* viride *Fr.*	129	*Tilmadoche mutabilis Rost*......	*330
	2. Sphærocarpus luteus...		Physarum luteum *P*...........	(129)	*Tilmadoche mutabilis Rost*......	*330
	3. Sphærocarpus albus....		Physarum nutans P. (*pro parte*)..	(128)	C. G. *Tilmadoche nutans Rost*...	*328
408	Bol. unicolor (501, f. 3)...	365	Dædalea unicolor *Bull*..........	588	Dædalea unicolor *Bull*..........	374

Planches	Noms de Bulliard.	Pages.	Noms de Fries	Pages.	Noms de M. Quélet.	Pages.
409	Hydnum *squamosum*	310	Hydnum *ferrugineum v. Fr*	603	Sarcodon squamosum *Schaef*	
(*410*)	1. Peziza tremelloidea	242	Bulgaria sarcoides *P*	(*168*)	Bulgaria sarcoides *P*	(*323*)
	2. Peziza bydrophora		Sphaeria Peziza *Tode*	(*453*)	Nectria Peziza *Fr*	
	3. Peziza bicolar		*Peziza bicolor Sow*	(*92*)	Erinella bicolor	(*303*)
411	1. Ag. ventricosus	465	1. Collybia ventricosa *Bull*	120	Collybia *radicata Rehl.* forma	
	2. Ag. umbilicatus		2. Collybia clusilis *Fr*	129	Collybia clusilis *Fr*	235
412	Clav. Caput-Medusæ	210	Hydnum Caput-Medusæ *Bull*	608	Dryodon Caput-Medusæ	439
413	1. Ag. columbarius	575	Leptonia serrulata *P*	203	Rhodoph. chalybæus *P. var. Bull.*	175
	2. Ag. sericcus		Entoloma sericeum *Bull*	196	Rhodophyllus sericeus *Bull*	182
(*414*)	Cellularia cyathiformis	373	*Dædalea cinerea Fr.* (terat.)	588	Coriolus versicolor *L*	
415	1. Clav. laciniata		Telephora cristata *P*	637	Thelephora cristata *P*	429
	2. Clav. byssoidea		*Ceratiumhydnoides* (*Jacq.*)A. et S.	(*294*)	Ramaria corticalis *Batsch*	
416	1. Peziza callosa	249	Peziza cinerea *Batsch*	(*142*)	Mollisia cinerea *Batsch*	(*317*)
	2. Peziza crinita		Peziza crinita *Bull*	(*86*)	Humaria (ciliaria) crinita *Bull*	285
	3. Peziza cyathoidea		Peziza cyathoidea *Bul*	(*124*)	Helotium cyathoideum *Bull*	307
	4. Peziza coronata		Peziza coronata *Bull*	(*120*)	Calycella coronata *Bull*	305
	5. Peziza clandina		Peziza nivea *Fr*	(*90*)	*Erinella clandestina* (*Bull.*)	302
417	1. Sphærocarpus utricularis.		Physarum utriculare *Chev*	(*139*)	*Badhamia varia Mass., v. utricul.*	*319
	2. Sphærocarpus piriformis.		*Trichia nigripes P*	(*186*)	Craterium aureum *Rost*	*269
	3. Sphærocarpus ficoides		Trichia fallax *P*	(*185*)	Trichia faflax *Rost*	*192
	4. Id. chrysospermus.		Trichia chrysosperma *Bull*	(*188*)	Trichia chrysosperma *Rost*	*190
	5. Sphærocarpus sessilis		Perichaena populina *Fr*	(*191*)	Perichaena *corticalis Rost*	*115
418	Bol. ramosus	349	Polyporus imbricatus *Bull*	543	Leptop. *sulfureus Bull., v. ramosus.*	387
419	Hyd. cinereum	309	Hydnum cinereum *Bull*	604	Sarcodon cinereum *Bull*	448
420	1. Tremella glandulosa	220	Exidia grandulosa *Bull*	694	Exidia glandulosa *Bull*	19
	2. Tremella ustulata		*Sclerotium pyrinum*	(*258*)	Sclerotium varium?	
421	Bol. *Favus*	363	Trametes gallica *Fr*	582	*Hexagona Favus Bull*	369

Planches.	Noms de Bulliard.	Pages.	Noms de Fries.	Pages.	Noms de M. Quélet	Pages.
(422)	1. Ag. semiorbicularis	467	Naucoria semiorbicularis *Bull*	260	Hylophila semiorbicularis *Bull*	88
	2. Ag. perpendicularis		Collybia esculenta *Wulf*	121	Collybia Clavus *Schaef*	232
(423)	1. Ag *argyraceus*	584	Tricholoma *terreum, v. Schaef*	57	Gyrophila argyracea *Bull*	286
	2. Ag. repandus		*Entoloma* repandum *Bull*	190	Inocybe repanda *Bull*	101
424	1. Reticularia carnosa	85	Æthalium septicum	(94)	*Fuligo varians Rost*	*341
	2. Ret. hortensis		*Diderma spumarioides Fr*	(104)	Fuligo varians *Rost*	*341
(425)	1. Ag. titubans	417	Bolbitius titubans *Bull*	334	Pluteolus titubans *Bull*	83
	2. Ag. gossypinus		Psathyra gossypina *Bull*	309	Drosoph. (Psath.) gossypina *Bull*	62
(426)	Ag. glandulosus	388	Pleurotus glandulosus *Bull*	174	Pleurotus *ostreatus Jacq*	333
(427)	1. Tremella ligularis	223	Podisoma Juniperi *Link*	(508)	Podisoma Juniperi *Linck*	
	2. Trem. Auricula-Judæ		Hîrneola Auricula-Judæ *Bull*	695	Auricularia Auricula-Judæ *Bull*	24
	3. Tr. vesicaria		Tremella vesicaria *Bull*	691		
(428)	1. Ag. leucocephalus (536 K).	597	Tricholoma album *Schaef*	70	Gyrophila alba *Schaef*	270
	2. Ag. cinerescens		Tricholoma cinerascens *Bull*	73	Gyroph. cinerascens *Bull*	275
429	Bol. sulfureus	347	Polyporus sulfureus *Bull*	542	Lep. (chrysoporus) sulfureus *Bull*	386
430	Lyc. cœlatum	156	Lycoperdon cœlatum *Bull*	(32)	Utraria cœlata *Bull*	(241)
431	1. Ag. araneosus nitidus	653	Cortinarius jubarinus *Fr*	393	C. jubarinus *Fr*	132
	2. Ag. araneosus proteus		Id. anomalus *P*	369	C. anomalus *P*	148
	3. Ag. araneosus proteus		Id. Bulliardi *P*	363	C. Bulliardi *P*	448
	4. Ag. araneosus rimosus		Id. camurus *Fr*	367	C. camurus *Fr*	146
	5. Ag. araneosus helveolus		Id. tabularis *Fr*	366	C. tabularis *Fr*	(81)
(432)	1. Variolaria ceratosperma.	184	Sphaeria enteroleuca *Fr*	(381)	Diatrype quercina *P*	
	2. Variolaria punctata		Diatrype disciformis *Hoffm*	(198)	Diatrype disciformis *Hoffm*	
	3. Variolaria simplex		id. vesicaria (??)	(455)		
	4. Variolaria corrugata		Cenangium quercinum *Hazsl*	(189)	Kolpoma quercina *Hazst*	
	5. Variolaria fugax		Cytospora fugax *Bull*	(544)	Cytospora fugax *Bull*	
(433)	1. Bol. salicinus	340	Polyporus albus *Huds*	549	Leptosporus albus *Huds*	388

Planches.	Noms de Bulliard.	Pages.	Noms de Fries.	Pages.	Noms de M. Quélet.	Pages.
(433)	1. Bol. fraxineus.........		Polyporus fraxineus *Bull*........	563	Placodes *incanus* Q.............	397
434	Ag. dryophilus..........	470	Collybia dryophila *Bull*........	122	Collybia dryophila *Bull*........	(227)
	C. »		id. id.		Collybia *erythropus* P..........	226
(435)	1. Lycoperdon gossypinum.	147	Lycoperdon gossypinum *Bull*....	(40)	Globaria gossypina *Bull*........	240
	2. Lycop. cepæforme.....		id. pusillum *Batsch*.....	(33)	Utraria *furfuracea Schaef*......	(241)
	3. Lycop. ovoideum (32)..		id. piriforme *Schaef*.....	(39)	Utraria piriformis *Schaef*......	(242)
436	1. Auricularia *corticalis*..	285	Corticium quercinum *P*........	653	Corticum *corticale. Bull*........	10
	2. Auricularia phyllacteris.	285	Thelephora biennis *Fr*.........	636	Thelephora biennis *Fr*..........	429
437	1. Ag. extinctorius.......	408	Coprinus extinctorius *Bull*......	324	Coprinus extinctorius *Bull*.......	50
	2. Ag. deliquescens.......		Coprinus digitalis *Batsch*........	327	Coprinus digitalis *Batsch*........	
(438)	*1*. Pez. coriacea..........	258	*Peziza* coriacea *Bull*.............	(159)	Poronia punctata (juvenilis).....	
	2. Pez. ciliata............		*Peziza stercorea P*.............	(87)	Ascobolus ciliatus *Kz. et Sc*.....	
	3. Pez. granulata........		Peziza granulata *Bull*...........	(67)	Hum. (florella) granulata *Bull*....	(290)
	4. Pez. stercoraria.......		*Ascobolus furfuraceus* (?) (*K*.)...		Ascobolus stercoreus *Tode*.......	
439	Ag. nudus...............	605	Tricholoma nudum *Bull*.........	72	A. B. Gyroph. nuda *Bull*........	271
	C. id.		id.		C. Gyr. sordida. ...:.........	
440	1. Clav. hybrida.........	194	Sphaeria polymorpha *P*..........	(74)	Xylaria polymorpha *P*...........	
	2. Clav. radicosa........		Sph. ophioglossoides (Ehrh) *Link*..	(324)	Cordyceps ophioglossoides	
441	Clathrus volvaceus.......	190	Clathrus cancellatus *Tournef*.....	(288)	Clathrus *ruber Mich. Ehr*........	(235)
442	1. Ag. labyrinthiformis ...	378	Dædalea quercina *L*.............	586	Lenzites quercina *L*............	369
	1. D. Ag. labyrinthiformis.		Polyporus rhodellus *Fr*..........	573	Poria rhodella *Fr*..............	381
	1. A C Ag. labyrinthiform.		Lenzites trabea *P*...............	495	Lenzites trabea *P*..............	367
	1. F. Ag. labyrinthiformis.		Dædalea quercina *L. v*..........	*(493)	Dædalea quercina *L. var*........	
	2. Ag. abietinus (541, f. 1).		Lenzites abietina *Bull*..........	368	Lenzites abietina *Bull*..........	
(443)	Fig. *nigra* Ag. arcuatus.	595	Tricholoma adstringens *P*.......	74	Gyrophila adstringens *P*........	267
	Fig. *stipite squamoso* id.		Trich. arcuatum *Bull*...........	*(46)	Gyrophila arcuata *Bull*.........	267
444	1. Hypox. sphinctericum..	170	Sphinctrina turbinata *P*.........	(144)	Sphinctrina turbinata *P*.........	

Planches.	Noms de Bulliard.	Pages.	Noms de Fries.	Pages.	Noms de M. Quélet.	Pages.
444	2. Hypox. globulare......		Sphæria mammæformis P.......(455)		Rosellinia mammæformis P......	
	3. Hypox. miliaceum.....		Sphæria spermoides Hoffm......(457)		Lasios. spermoides Hoffm. Ces. et de Nel.	
	4. Hyp. ostraceum.......		Lophium mytilinum (P.) Fr.....(534)		Lophium mytilinum (P.) Fr.....	
	5. Hyp. clavatum........		Sphaeria Bombarda Batsch. (?)...(460)		Bombardia fasciculata Fr........	
445	1. Bol. imberbis.........	339	Polyporus imberbis Bull.........	543	Leptoporus imberbis Bull........	388
	2. Bol. calceolus (360)....		Polyporus varius P.............	535	Leucoporus calceolus Bull........	404
446	1. Reticularia hemisphærica	94	Didymium hemisphericum Fr...(115)		Didymium farinaceum Schrad...	*221
	2. Ret. sphæroidalis......		Diderma globosum P...........(106)		Didymium Clavus Rost..........	*230
	2. D. id.		id. id.		D. Chondrioderma testaceum Rost.	*211
	3. Ret. sinuosa...........		Physarum sinuosum Bull.......(145)		Physarum sinuosum Bull.........	*306
	4. Ret. lycop. (476, f. 1-3).		Reticularia umbrina Fr.........	(87)	Reticularia Lycoperdon Rost....	*93
447	Lyc. bovista..............	154	Lycoperdon bovista Bull........	29	Globaria gigantea Batsch........	
448	1. Clav. filiformis........	206	Typhula filiformis Bull..........	685	Typhula filiformis Bull..........	455
	2. Cl. rugosa.............		Clavaria rugosa Bull............	669	Ramaria rugosa Bull...........	464
	3. Cl. penicillata.........		Clavaria penicillata Fr........ *(496)		Anthina flamma (sorte de mycélium)..	
449	1. Bol. biennis...........	334	Polyporus biennis Bull..........	529	Dædalea biennis Bull...........	374
	2. Bol. coriaceus.........		id. perennis L............	531	Pelloporus perennis L...........	401
450	1. Lyc. utriforme.........	152	Bovista utriformis Bull..........	(25)	Utr. cœlata Bull., v. utriform. Bull.	(241)
	2. Lyc. excipuliforme.....		Lycop. excipuliforme Bull. (Rich.)		Utraria saccata Vahl...........	
451	1. Bol. parasiticus........	318	Boletus parasiticus Bull.........	505	Xerocomus parasiticus Bull......	418
	2. Bol. piperatus.........		id piperatus Bull..........	500	Ixocomus piperatus Bull.........	414
452	1. Clav. anthocephala.....	198	Thelephora anthocephala Bull...	634	Th. anthocephala Bull..........	430
	2. Clav. coriacea.........		id. coralloïdes Fr.......	id.	Th. coralloides Fr.............	430
453	1. Hydn. sublamellosum...	306	Sistotrema confluens P..........	619	Sistotrema sublamellosa, Bull...	378
	2. Hydnum hybridum.....		Hydnum velutinum Fr..........	604	Calodon floriforme?............	442
(454)	B. D. Bol. igniarius......	362	Polyporus igniarius L...........	559	Placodes nigricans Fr.!.........	398
	E. Bol. igniarius.,........	362	Polyporus Ribis Schum.........	560	Placodes igniarius L., v. pomaceus	

Planches.	Noms de Bulliard	Pages.	Noms de Fries	Pages.	Noms. de M. Quélet.	Pages.
(454)	F. Bol. igniarius	362	Polyp. igniarius *L*	559	Placodes igniarius *L*	400
	G. Bol. igniarius	362	Polyp. *igniarius L*	559	Phellinus rubriporus *Q.!*	
455	1. Tremella nigricans	218	Tubercul. nigricans (*Bull.*) *Link.* *(466)	Tubercularia nigricans (*Bull.*) *Link.*	
	2. Tremella cinnabarina		Dacrymyces roseus *Fr*	698	Dacrymyces roseus *Fr*	
	3. Tremella deliquescens		id. deliquescens *Bull*	id.	Dacr. deliquescens *Bull*	18
(456)	Tuber parasiticum	82	Rhizoctonia Crocorum *Fr*	265	Sclérote.	
457	G. L. R. Pez. vesiculosa	271	Peziza *vesiculosa Bull*	52	Pez. cochleata *L*	
	E. Pez. vesiculosa		Peziza *vesiculosa Bull.*, *v.* marsup.	52	Pez. marsupium *Pers*	
	1. Pez. vesiculosa		Peziza vesiculosa *Bull. var*		Pez. vesiculosa *Bull*	(277)
	2. Pez. stipitata	(196)	Peziza *macropus P*	57	Elvela elastica *Bull*	
458	Bol. pseudo-igniarius	356	Polyporus dryadeus *P*	553	Placodes dryadeus *P. (!)*	398
459	Bol. obliquatus (7)	336	id. lucidus *Leys*	537	Placodes lucidus *Leys*	399
460	1. Pez. nigra	239	Bulgaria inquinans *P*	167	Bulgaria inquinans *P*	
	2. Pez. gelatinosa		Exidia recisa *Dittm*	223	Exidia recisa *Dittm*	
461	Helv. tubæformis	294	Canth. *infundibuliformis Scop*	458	Craterellus tubæformis *Fr*	
462	C. B. D. Bol. cuticularis	351	Polyporus cuticularis *Bull*	551	Inodermus cuticularis *Bull*	393
	A. Bol. cuticularis		Polyporus *triqueter Secr*	(158)	Inoderm. cuticularis (junior) *Bull.*	
463	1. A. L. M. Cl. cylindrica.	214	Clavaria fragilis *Holmsk*	675	1. Clavaria fragilis *Holmsk*	462
	1. B. N. O. Cl. cylindrica.		Cl. *inæqualis Fl. dan.*, *v.* aurant. *Fr.*	(482)	Clavaria fusiformis *Sow*	
	2. Cl. fistulosa		Cl. juncea *A. et S.*, *v. vivipara*	678	Clavaria juncea *A. et S*	
	3. Cl. phalloides		Mitrula paludosa *Fr*		Mitrula paludosa *Fr*	(269)
	4. Cl. aculeiformis		Clavaria cornea *Batsch*	680	Calocera cornea *Batsch*	(457)
464	Fist. buglossoides(497 et 74).	314	Fistulina hepatica *Huds*	522	Fistulina hepatica *Huds*	428
465	1. Helv. crispa	292	*Thelephora undulata Fr*	(321)	Crater. crispus *Bull.*, *florif. Schæf.*	
	2. Helv. hydrolips		Cantharellus cinereus *P*	458	Cantharellus cinereus *P*	38
466	A. Hevella Mitra	298	Helvella crispa *Scop*	*(14)	Elvela *pallida Schæf*	
	B. Helvella Mitra		Helvella lacunosa *Afz*	(15)	C. Elvela lacunosa *Afz*	

BULLIARD			FRIES		M. QUÉLET / M. MASSEE (Myxomycètes)	
Planches.	Noms.	Pages.	Noms.	Pages.	Noms.	Pages
467	1. Peziza papillaris	246	Peziza papillaris *Bull*	(*102*)	Lachnella papillaris *Bull*	(*316*)
	2. Peziza imberbis		Peziza imberbis *Bull*		Helotium imberbe *Bull*	
	3. Peziza epidendra		Peziza coccinea *Jacq*		Scypharia coccinea *Jacq*	
(*168*)	1. Hypoxylon ciliare	180	Helminthosporium ?	(*355*)	Helminthosp. macrocarpum *Grev.*?	
	2. Hypoxylon operculatum.		Sphæria stigma *Hoffm*	(*350*)	Diatrype Stigma *Hoffm*	I. 193
	3. Hypoxylon glomerulatum		Sphæria fusca *Pers*	(*352*)	Hypoxylon fuscum (?) (*Pers.*) *Fr.*	I. 361
	4. Hypoxylon nummularium		Sphæria nummularia *D. C,*	(*348*)	Nummularia Bulliardi *Tul*	I. 396
	5. Hypoxylon scabrosum...		Sphæria scabrosa *Bull.*	(*360*)	Eutypa scabrosa *Bull*	I. 171
(*169*)	Bol. polyporus	331	Polyporus *fuligineus Fr*	525	Leucoporus brumalis *P.*	403
470	1. Sphaeria alba (407, f. 2)..	140	Physarum nutans Fr. (Kickx)...	(*128*)	*Tilmadoche nutans Rost*	*328
	2. Sphaeria capsulifera....		Trichia capsulifera *D. C.* (K.)....		*Badhamia varians Mass*	*319
	3. Sphaeria cylindrica.....		Licea cylindrica *Fr*	(*195*)	Tubulina cylindrica *Rost*	*40
(*471*)	1. L. Lycoperdon stellatum.	161	Geaster *rufescens P*	(*18*)	Geaster hygrometricus *P*	
	1. O. P. Lyc. stellatum....		Geaster *duplicatus Chev*	(*18*)	Geaster hygrometricus *P*	
	2. Lycop. pedunculatum...	(*294*)	Tulostoma mammosum (*Mich.*) *Fr.*	(*42*)	Tylostoma mammosum (*Mich.*) *Fr.*	
(*472*)	1. Reticularia epixylon....	90	*Dichosporium aggregatum Fr...*	(*219*)	Lycogala epidendrum *Rost*	*124
	2. Reticularia Segetum....		Uredo Segetum *Fr*	(*519*)	Ustilago Segetum (*Bull.*) *Dittm..*	
473	1. Helvella acicularis	296	*Peziza acicularis Bul*		Cudonia Queletii *Fr*	(*267*)
	2. Helvella gelatinosa		Leotia lubrica *Scop*	(*29*)	Leotia lubrica *Scop*	
	3. Helvella Cantharellus...		Craterellus lutescens *P*	457	Craterellus lutescens *P*	
474	Peziza coccinea	269	Peziza aurantia *P*		Peziza aurantia *P*	
475	A. Vesse-loup	148	Lycop. *perlatum P*	(*37*)	Utraria cruciata *Rost*	

Planches.	Noms de Bulliard.	Pages.	Noms de Fries.	Pages.	Noms de M. Quélet.	Pages.
475	B. C. D. M. Vesse-loup....	148	Lycop. *perlatum* P..............	(37)	Utraria montana *Quél*..........	
	E. Vesse-loup	148	Lycop. *perlatum* P.............	(37)	Utraria pratensis P...........	
	F. G. H. I. Vesse-loup.....	148	Lycop. *excipuliforme*..........	(37)	Utraria saccata *Fl. dan*.......	
476	1.2.3. Ret. Lycoperd. (446, f.4)	96	Reticularia umbrina *Fr*........	(187)	*Reticularia Lycoperdon Rost*....	·93
	4. Reticularia chrys. (504, f.1)		Sepedon. chrysospermum *Bull*...	(438)	Sepedonium chrysospermum *Bull*.	
477	1. Trichia axifera..........	102	Stemonitis ferruginea *Ehr*......	(158)	Stem. ferruginea *Rost*..........	·85
	2. Trichia typhoides.......		Stemonitis typhoidea *Bull*......	(158)	*Stemonitis typhina Mass*........	*75
	3. Trichia cinerea........		Arcyria cinerea (Bull.) *Fr*......	(185)	Arcyria cinerea *Mass*...........	*151
478	Bol. Cryptarum...........	350	Polyporus Cryptarum *Bull*......	566	Phellinus Cryptarum *Bull*.......	395
479	Tuber moschatum.........	79	Tuber moschatum *Bull*.........	(291)	Melanogaster tuberiformis *Vitt*...	
480	1. Mucor urceolatus	116	Pilobolus urceolatus *Bull*.......	308	*Pilobolus crystallinus* ......VII.	185
	2. Mucor sphaerocephalus..		Mucor Mucedo.................	(320)	Mucor Mucedo *L*. ....VII.	191
	3. Mucor ramosus........		Mucor ramosus, *v. rufus Fr*.....	(318)	Spor. *Aspergillus* (Scop.) *Schröt.*VII.	207
481	1. Hydnum membranaceum.	303	Hydnum membranaceum *Bull*....		Odontia membranacea *Bull*......	433
	2. Hydnum Barba-Jovis ...		Id. Barba-Jovis *With*......	627	Odontia Barba-Jovis *Witth*......	432
	3. Hydnum auriscalpium...		Id. auriscalpium *L*.........	607	Leptodon auriscalpium *L*........	441
(482)	Bol. suberosus............	354	Polyporus nidulans *Fr*..........	548	Inodermus *rutilans* P...........	391
483	1. Auricularia reflexa......	284	Stereum vorticosum............	639	Stereum *lilacinum Batsch*.......	13
	2-4. Auric. reflexa........		Id. *purpureum Fr*........	639	S. vorticosum *Fr*.............	
	5. Auric. reflexa..........		Id. spadiceum P...........	640	Stereum spadiceum P...........	15
	6-7. Auricularia caryophyllea	(278)	Thelephora intybacea P........	635	Telephora intybacea P..........	(203)
484	1. Sphaerocarpus turbinatus.	134	Craterium minutum *Fr*.........	(151)	*Craterium confusum Mass*	*263
	2. Id. aurantius.......		Physar. striatum *Fr*., f. aurant...	(131)	*Tilmadoche mutabilis Rost*......	·320
	3. Id. globuliferus.......		Diderma globuliferum *Fr*........	(101)	*Physarum globuliferum Rost*...	*298
485	1. Pez. omphaloides.......	266	Peziza omphaloides *Bull*........		Tapezia omphaloides *Bull*.......	291
	2. Pez. Rapulum..........		Id. Rapulum *Bull*..........		Phialea Rapulum *Bull*.........	299
	3. Pez. tuberosa.........		Id. tuberosa *Bull*...........		Phialea tuberosa *Bull*..........	299

Planches.	Noms de Bulliard	Pages.	Noms de Fries	Pages.	Noms. de M. Quélet.	Pages.
485	4. Pez. Acetabulum........	266	*Peziza* Acetabulum *Bull*........	(266)	Elvela Acetabulum *L*..........	(275)
(486)	Bol. acanthoides..........	337	Polyporus acanthoides *Bull*......	540	Caloporus acanthoides *Bull*......	406
486	1. Hypox. ustulatum.......	172	Sphaeria deusta *Hoffm*.........	(345)	Ustulina vulgaris *Tul*...........	I. 351
	2. Id. granulosum.....		Id. multiformis *Fr*........	(334)	Hypoxylon multiforme *Fr*,......	I. 363
	3. Id. phœniceun.....		Id. sanguinea *Sibth*.......	(453)	Nectria sanguinea *Fr*..........	II. 403
	4. Id. cirratum.......		Cytospora chrysosperma *Fr*......	(942)	Cytospora chysosperma *Fr*....	III. 260
488	1. Nidul. vernicosa (40, f. 2 B)	164	Nidularia campanulata *Sibth*....	(298)	Cyathus *sericeus Schaef*........	238
	2. Nidular. laevis (40 f. 3 C).		Nidularia Crucibulum *Hoffm*...	(299)	Cyathus Crucibulum *Hoffm*......	
489	1. Bol. scaber (132).......	320	Boletus scaber *Bull*............	515	Gyroporus scaber.............	426
	2. Bol. aurantiacus........		Bol. scaber, *var*...............	515	Gyroporus *rufus Schaef*........	425
490	1. Bol. rubeolarius........	326	Boletus luridus *Schaef*..........	490	Dictyoporus luridus *Schaef*......	422
	2. Bol. lividus...........		Id. lividus *Bull*............	519	Uloporus lividus *Bull*...........	410
	3. Bol. chrysenteron.......		Id. chrysenteron *Bull*.....	502	Xerocomus chrysenteron *Bull*...	418
491	A. B. 1. Bol. labyrinthiformis	357	Daedalea confragosa *Bolt*........	587	Daedalea confragosa *Bolt*........	375
	C. 2. 2. Bol ungalutus.....		Polyporus fomentarius *L*........	558	Placodes fomentarius *L*..........	397
(492)	1. Variolar. melosperma...	182	Sphaeria melogramma *Pers*......	(420)	Melogramma *vagans de Not*....	I. 144
	2. Id. sphaerosperma.		Melanconium (?)...............	(198)		
	3. Id. ellipsosperma..		Sphaeria inquinans (*Tode*) *Fr*....	(486)	Massaria inquinans *Fr*..........	II. 5
493	Boletus hispidus (210).....	352	Polyporus hispidus *Bull*........	551	Inodermus hispidus *Bull*........	393
494	Bol. edulis (60)............	322	Boletus edulis *Bull*.............	508	Dictyoporus edulis *Bull*..........	420
	D. Bol. edulis.............		Id. id.		Id., *v.* æstivalis *Paul*..	
495	1. Hypox. loculiferum......	174	Thamnomyc. hippotrichoides *Ehr*.		*Xylaria filiformis* (*A. et S.*) *Fr*..	I. 342
	2. Hypox. coccineum.......		Sphaeria fragiformis *P*..........	(332)	*Hypoxylon coccineum Bull*.....	I. 353
(496)	F. G. H. 1. Clav. granulosa.	200	Sphaeria *militaris Link*.........	(323)	Cordyceps ophioglos. (*Ehr.*) *Link*.	
	2. Clav. amethystea.......		Clavaria amethystina *Bath*......	667	Ramaria amethystina *Bath*......	465
	L. M. Clav. coralloides.....		Id. canaliculata *Fr*........	678	Ramaria canaliculata *Fr*........	460
	N. coralloides.............		Id. Krombholtzii *Fr*.......	669	Ramaria *grossa P*...............	464

Planches.	Noms de Bulliard.	Pages.	Noms de Fries.	Pages.	Noms de M. Quélet.	Pages.
(496)	P. O. coralloides..........		Clavaria muscoides L..........	667	Ramaria corniculata Schaef.....	466
497	Fist. buglossoides (464 et 74).	314	Fistulina hepatica Hnds........	522	Fistulina hepatica Huds.........	428
498	1. Helv. retiruga..........	289	Cantharellus retirugus Bull......	460	Dictyolus retirugus Bull........	34
	2. Helv. dimidiata........		Id. muscigenus Bull....	460	Id. muscigenus Bull.......	35
	3. Helv. cornucopioides....		Craterellus cornucopioides L...	*(532)	Craterellus cornucopioides L.....	
499	1. Tremella laciniata.......		Tremella frondosa Fr..........	660	Tremella frondosa Fr..........	
	2. Tremella granulosa......		Nostoc sphaericum?............		Nostoc sphaericum............	
	3. Tremella id.		....		Collema...............	
	4. Tremella mucoroides....		Bactridium flavum Karst. et Sacc.	(433)	Bactridium flavum Karst........	
	5. Treme la sarcoides......		Tremella sarcoides Bull.........	*(589)	Coryne sarcoides Bull..........	
	6. I. Trem. mesenteriformis.		Tremella frondosa Fr..........	*(588)	Tremella frondosa Fr..........	23
	6. V V. Trem. mesenterica..		Tremella lutescens P..........	*(588)	Tremella foliacea P............	
	6. X Y. Trem. mesenterica..		Tremella tinctoria P. (Kickx)...			
500	1. Peziza echinophila......	235	Peziza echinophila Bull.........(118)		Phialea echinophila Bull........	
	2. Peziza subularis........		Peziza subularis Bull...........(118)		Phialea echinophila Bull........	
501	1. Boletus coccineus.......	364	Trametes cinnabarina Jacq......	583	Phellinus cinnabarinus Jacq.. ..	495
	2. Boletus pelioporus.......		Polyporus adustus Wild........	540	Leptoporus adustus Wild.... ..	388
	3. Boletus unicolor (408)...		Daedalea unicolor Bull.........	588	Daedalea unicolor Bull.........	374
502	1. Trichia cinnabaris......	122	Trichia cinnabarina Bull........	(183)	b. c. Arcyria punicea Rost.......	*143
	2. Trichia leucopodia......		Diachea elegans Fr...........	(156)	Diachaea leucopoda Rost........	*260
	3. Trichia nutans..........		Arcyria nutans Grev...........	(180)	Arcyria nutans Rost...........	*151
503	1-5. Lycoperdon epidendron.	145	Lycogala epidendrum Bull......	(438)	Lycogala epidendrum Rost.......	*121
(504)	1. Muc. chrysosperm. (176 et 191)	110	Sepedonium chrysospermum Bull.	(435)	Sepedon. chrysospermum Bull. IV.	146
	2. Mucor crustaceus.......		Sporendonema Casei Desm......		Oospora crustacea Bull........ IV.	20
	3. Mucor glomerulosus.....		Botrytis glomerulosa Bull.......		Œdocephal. glomerulosum Bull.. IV.	47
	4. Mucor roseus..........		Trichothecium roseum Bull......	(427)	Trichothecium roseum Bull... IV.	178
	5. Mucor aurantius........		Sporotrichum aurantiacum Bull..	(423)	Sporotrichum aureum Linck.. IV.	103

Planches.	Noms de Bulliard.	Pages.	Noms de Fries.	Pages.	Noms de M. Quélet	Pages.
504	6. Mucor lignifragus......	423	Trichoderma viride *P., var.*	(215)	Trichoderma *Lignorum* (*Tode*)..	IV 59
	7. Mucor *racemosus*......		Botrytis *cana Fr.*....	(397)	Botrytis racemosa *Bull*.......	IV. 133
	8. Mucor *umbellatus*......		Botrytis umbellata *Bull*........	(400)	Botrytis umbellata *Bull*......	IV. 133
	9. Mucor *dendroides*......		Dactylium dendroides *Bull*.....	(414)	Dactylium dendroides *Bull*....	IV. 189
	10. Mucor Aspergillus		Aspergilus glaucus (*Link*)......	(385)	Aspergillus glaucus *Link*.....	IV. 64
	11. Mucor penicillatus		Monilia digitata *P*.............	(411)	Penicillium digitatum *P*......	IV. 78
	12. Mucor ferrugineus.....		Erineum alveum.............	(120)	Acarocécidie................	
	13. Mucor granulosus......		Rhytisma acerinum...........	(569)	Rhytisma acerinum.........	VIII. 753
	14. Mucor articulatus......		Phragmidium Rubi (*P.*) *Wint*....			
	15. Mucor *villosus*........		Stilbum villosum *Bull*.........	(301)	Stilbum villosum *Bull*........	IV 567
503	1. Ag. Cantharellus (62)...	505	*Cantharellus* cibarius *Fr*.......	455	Craterellus cibarius *Fr*........	
	2. Ag. cantharelloides......		Cantharellus aurantiacus *Wulf*..	*(365)	Cantharellus aurantiacus *Wulf*...	39
(506)	1. Ag. mesomorphus...:...	481	Lepiota mesomorpha *Bull*......	38	Lepiota *littoralis Quél*?........	XVIII
	2. Ag. clypeolarius (405)...		Id. clypeolaria *Bull*........	32	Lepiota clypeol., *var. fulva Q*....	297
507	Ag. roseus...............	473	Mycena pura *P*...............	133	Mycena pura *P*..............	218
508	Ag. dimidiatus.....s:.....	385	Pleurotus ostrealus *Jacq*.......	173	Pleurotus ostreatus *Jacq*.......	333
509	L. Ag. pectinaceus........	599	Russula *galochroa Fr*..........	417	Russula lactea *P* ?...........	349
	M. Id.		Id. *galochroa Fr*..........		Russula virescens *Schaef*.......	348
	N. Ag. pectinaceus.........		Id. pectinata *Bull*..........	449	Russula pectinata *Bull*........	346
	O. P. Ag. pectinaceus......		Id. *heterophylla Fr*........	446	R. badia *Quél*?...............	
	Q. R. S. Ag. pectinaceus...		Id. ravida *Fr*.............	454	R. ochracea *A. et S*.? ravida *Fr*..	337
	T. U. Ag. petinaceus......		Id. *fragilis P*...........	450	Russula emetica *Schaef*........	343
	Z. Ag. pectinaceus.		Id. *rosacea P*...........	442	Russula lepida *Fr*...........	350
510	Ag. ulmarius.............	582	*Pleurotus* ulmarius *Bull*.......	167	Gyrophila ulmaria *Bull*.......	147
511	Ag. hydrophilus...........	440	*Bolbitius* hydrophilus *Bull*.....	333	Dros. (byph.) hydrophila *Bull*...	63
512	Ag. vaginatus (98)...	665	Amanita vaginata *Bull*........	27	Amanita vaginata *Bull*., *v*. fulva.	302
513	1. Ag. tessellatus..........	585	*Pleurotus* tessellatus *Bull*......	168	Gyrophila tessellata *Bull*.......	147

Planches.	Noms de Bulliard.	Pages.	Noms de Fries	Pages.	Noms de M. Quélet.	Pages.
510	2. Ag. argyraceus........		Tricholama *terreum Schaef*......	57	Gyr. ramentacea Bull., *var*.....	
(514)	Ag. edulis (134)...........	630	Psalliota arvensis *Schaef*.......	278	Pratella arvensis *Schaef*.......	
515	Ag. longipes.............	614	*Collybia radicata Relh*.........	109	Marasmius longipes *Bull*........	321
516	1. Ag. lycoperdonoides (166)	610	Nyctalis asterophora *Fr*........	463	Nyctalis asterophora *Fr*........	41
	2. Ag. fusipes (106)........		Collybia fusipes *Bull*...........	111	Collybia fusipes Bull............	229
(517)	H. N. Ag. dimidiatus......	385	Panus *fœtens Fr*...............	489	Crepidotus applanatus *Pers*......	
	O. P. Ag. dimidiatus (208)..		Panus *conchatus Fr*............	488	Pl. Cornucopiæ *Paul*...........	334
518	C. D. E. Ag. fistulosus.....	454	Mycena galericulata *Scop*......	138	Mycena galericulata *Scop*.......	217
	H. Ag. fistulosus..........		Id. polygramma *Bull*. (?) (K.).		H. Mycena polygramma *Bull*....	
	J. L. N. fistulosus........		Id. excisa Lasch. (?) (Kickx).			
	K. M. fistulosus...........		Id. rugosa *Fr*..............	138	Mycena rugosa *Fr*.............	
	O. fistulosus.............		Id. vitilis *Fr*..............	145	Id. vitilis *Fr*..............	208
	P. dextra. fistulosus......		Id. *sanguinolenta* A. et *S*...	148	Id. tenella *Fr*..............	
	P. sinistra. fistulosus......		Id. debilis *Fr*..............	146	Id. debilis *Fr*.............	
519	1. Ag. corticalis...........	475	Id. hiemalis *Retz*...........	152	Id. hiemalis *Retz*..........	307
	2. Ag. nigripes (344)......		*Collybia* velutipes *Curt*........	115	Pleurotus velutipes *Curt*.........	334
520	Ag. murinaceus............	588	Tricholoma murinaceum *Bull*....	62	Gyrophila *murinacea Bull*......	285
521	1. Ag. glaucus.............	593	Leptonia lampropa *Fr*.........	202	Rhodoph. (Leptonia)lampropus *Fr*.	175
	2. Ag. brevipes............		Tricholoma brevipes *Bull*.......	75	Gyrophila brevipes *Bull*.	267
(522)	1. Ag. *caulicinalis*........	545	*Collybia stipitaria Lasch*.......	116	Marasmius caulicinalis *Bull*.....	315
	2. Ag. *geophilus*..........		Inocybe *grata Weinm*..........	233	Inocybe geophila, *v.* fulvescens *B.*	102
	3. Ag. lineatus...........		Mycena lineata Bull., *var*......	134	Mycena lineata *Bull*............	221
	4. Ag. tuberosus..........		Collybia *tuberosa Bull*..........	(133)	Collybia cirrata *P*.............	232
523	Ag. molybdocephalus......		*Clitocybe* molybdina Bull.......	89	Gyrophila molybdina *Bull*.......	275
524	1. Ag. alliaceus...........	552	Marasmius prasiosmus *P*........ *(240)		Marasmius prasiosmus *Fr*..	322
	2. Ag. inodorus...........		Entoloma sericellum *Fr*.........	194	Rhodoph. (leptonia) sericellus *Fr*.	177
	3. Ag. croceus (50)........		Hygrophorus conicus *Fr*........	419	Hygrophorus conicus *Fr*........	

Planches	Noms de Bulliard.	Pages.	Noms de Fries.	Pages.	Noms de M. Quélet.	Pages.
(525)	1. Ag. digitalformis	436	Ag. *disseminatus* P	*(240)	Galera *antipus Lasch*	
	1. dextr. id.		Id. id.		Gal. tenera *Schaef, v.* conferta Bolt	
	2. Ag. pygmaeus		Naucoria pygmaea *Bull*	256	Drosophila pygmaea *Bull*	50
	3. Ag. *lacrymabundus*		Hypholoma pyrrhotrichum *Fr*	294	Geophila *lacrymabunda Bull*	67
526	Ag. sericeus	576	Nolanea mammosa *Fr*	207	Rhodophyllus mammosus *Fr*	168
527	1. Ag. aimatochelis	660	Cortinarius armillatus *Fr*	378	Cortinarius *haematochelis Bull*	139
	2. Ag. *castaneus*		Id. ?		Cortinarius castaneus *Bull*	
528	1. Ag. urens	577	Marasmius urens *Bull*	465	Marasmius urens *Bull*	322
	2. Ag. Pseudo-mouceron	(144)	Id. oreades *Bolt*	467	Marasmius oreades *Bolt*	
529	1. Ag. pyrogalus	487	Lactarius pyrogalus *Bull*	427	Lactarius pyrogalus *Bull*	358
	2. Ag. necator		Id. torminosus *Schaef*	422	Lactarius torminosus *Schaef*	354
(530)	1. Ag. cyaneus (170)	641	Stropharia aeruginosa *Curt*	284	Geophila (stroph.) aeruginosa *Curt.*	XIX
	2. Ag. *xylophilus*		Pholiota unicolor *Fl. dan*	225	Dryophila *xylophila Bull*	
	3. Ag. ochraceus	(362)	Lepiota amiantina *Scop*	37	Lepiota amiantina *Scop*	
531	1. Ag. helveolus	653	Cortinarius helvolus *Fr*	379	Cortinarius helveolus *Fr*	(85)
	2. Ag. psammocephalus		Id. psammocephalus *Bull.*	384	Cortinarius psammocephalus *Bull.*	(87)
532	1. Ag. furfuraceus	621	Inocybe pyriodora *P*	228	Inocybe piriodora *P*	98
	2. Ag. phaiopodius		*Collybia* phaeopodia *Bull*	114	Gyrophila phaepodia *Bull*	267
533	1. Ag. carneus	555	Tricholoma carneum *Bull*	65	Gyrophila carnea *Bull*	280
	2. Ag. leucopodius		Cortinarius leucopus *Bull*	395	Cortinarius leucopus *Bull*	
	3. Ag. ionides		Tricholoma ionides *Bull*	65	Gyrophila ionides *Bull*	280
534	Ag. phonospermus	568	Entoloma clypeatum *L.*	194	Rhodophyllus clypeatus *L*	181
(535)	1. Ag. foraminulosus	460	Galera tenera *Schaef*	267	Galera tenera *Schaef*	80
	2. Ag. *undulatus*		*Clitocybe* undulata *Bull*	82	Hyloph. (naucoria) *undulata*	XIX
	3. Ag. squarrosus		Tubaria furfuracea *P*	272	Hyloph. (naucoria) *pellucida Bull.*	(103)
536	Ag. leucocephalus (428, l. 1).	597	Tricholoma album *Schaef*	70	Gyrophila alba *Schaef*	(270)
537	A-G. Ag. coriaceus	373	*Lenzites betulina Fr*	493	Coriolus versicolor A B F L N	

Planches.	Noms de Bulliard	Page.	Noms de Fries.	Pages.	Noms de M. Quélet.	Pages.
537	E. G. Ag. coriaceus........		Lenzites betulina *Fr*............		*Lenzites variegata* C. E. G......	
	J. L. K. id.		Lenzites variegata *Fr*...........	493	Lenzites variegata *Fr*..........	367
	M. id.		*Daedalca quercina P*...........	586	*Lenzites variegata Fr*...........	
	N. O. P. Q. id.		Daedalaa cinerea *Fr*...........	588	Lenzites cinerea *Fr*?...........	
(538)	E. F. Ag. acris...........	500	Lactarius controversus *P*........	423	L. controversus *P*..............	355
	G. H. N. id.		Id. *piperatus Fr*..........	430	L. vellereus *Fr*...............	
539	B. Ag. glutinosus (258)....	527	Hygrophorus *glutinifer Fr*......	407	Hygrophorus pudorinus *Fr.?*....	263
	C. E. id.		Id. *leucophaeus Scop*..	408	Hygr. pudorinus *Fr*............	
540	1. Ag. melanospermus.....	629	Stropharia melanosperma *Bull*...	285	Geoph. (stroph.) melanosperma *Bull*.	68
	2. Ag. sphaleromorphus....		Pholiota sphaleromorpha *Bull*....	217	Hyl. (cyclopus) sphaleromorpha..	97
	3. Ag. annularis (377).....		Armillaria mellea *Fl. dan*.......	44	Omph. (armill.) mellea *Fl. dan*...	251
541	2. Ag. abietinus (442)......	379	Lenzites abietina *Bull*..........	495	Lenzites abietina *Bull*..........	378
	2. Ag. tricolor............		Id. tricolor *Bull*..........	494	Lenzites tricolor *Bull*..........	368
542	D. Ag. ephemerus.........	394	Coprinus nycthemerus *Fr*.......	330	Coprinus nycthemerus *Fr*.......	46
	F. H. id.		Coprinus radiatus *Bolt*..........	330	Coprinus radiatus *Bolt*..........	45
	N. O. P. Ag. *stercorarius*..		Coprinus stercoreus *Fr*........... *(252)		Coprinus stercorarius *Fr*........	49
	M. L. id. id. ..		Id. id.		M. L. Coprinus fimetarius *L*.....	
543	O. P. R. Ag. annularius...	626	Pholiota mutabilis *Schaef*.......	225	Dryophila mutabilis *Schaef*......	
	Q. id. id ...		Id. Paxillus *Fr*...........	224	Dryophila Paxillus *Fr?*..........	
544	1. Ag. araneosus..........	650	Cortinarius *caninus Fr*........	368	C. G. Cortinarius Bulliardi *Pers*..	148
	1. H. id.		Id. id.		N. Cortinarius sciophyllus *Fr*...	
	2. Ag. lamprocephalus.....		Id. *biformis Fr*........	383	Cortinarius limonius *Fr*........	
545	1. Ag. cameleon..........	662	Hygrophorus psittacinus *Schaef*..	420	Hygrophorus psittacinus *Schaef*..	255
	2. O. L. P. Ag. sulfureus...		Tricholoma bufonium *P*.........	63	Gyrophila bufonia *P*............	279
546	Ag. crustuliniformis (308)..	589	Hebeloma crustuliniforme *Bull*...	241	Hylophila crustuliniformis *Bull*...	92
(547)	1. Ag. phonospermus (590).	568	Entoloma sinuatum *Fr*..........	193	Rhod. (entol.) clypeat. *L., v.* albid. Q.	
	2. Ag. capniocephalus.....		Hebeloma capniocephalum *Bull*..	242	Gyrophila capniocephala *Bull*....	285

BULLIARD			FRIES		M. QUÉLET M. MASSEE (Myxomycètes)	
Planches.	Noms.	Pages.	Noms.	Pages.	Noms.	Pages
(547)	3. Ag. pyrospermus.......	568	Pluteus *nanus P*.............	187	Pluteus chrysophæus *Schaef*....	285
548	Ag. grammopodius (585, f. 1)	617	Tricholoma grammopodium *Bull*..	74	Gyrophila grammopodia *Bull*....	266
549	A. B. C. Ag. mucosus......	661	Cortinarius collinitus *Sow*.......	354	Cortinarius collinitus *Sow*.......	125
	D. E. F.　　Id..........		Cortinarius mucosus *Bull*.......	355	Cortinarius mucosus *Bull*........	125
550	1 Ag. Fibula.............	534	Omphalia Fibula *Bull*..........	164	O. Fibula, *var.* rosca *Bull*.......	197
	2. Ag. pellucidus..........		Tubaria pellucida *Bull*..........	273	Hylophila pellucida *Bull*........	91
	3. Ag. amadelphus.........		Marasmius amadelphus *Bull*.....	474	Marasmius amadelphus *Bull*.....	317
551	1. Ag. Ericetorum.........	523	Clitocybe Ericetorum *Bull*.......	99	Omph. Ericetorum *Bull*.........	248
	1. C.　　Id..............		Id. *fragrans* (?)..............	(78)	Hygrophorus niveus *Scop*.......	
	1. D.　　Id..............		*Clitocybe Ericetorum Bull*......	99	Hygr. niveus *Scop*.............	258
	2. Ag. eburneus...........		Hygrophorus eburneus *Bull*.....	406	Hygr. eburneus *Bull*...........	260
552	1. Ag. *campanulatus*......	431	*Galera ovalis Fr*..............	268	Panæolus campanulatus *Bull*.....	54
	2. F. G. s'riatus...........		Psathyrella hiascens *Fr*.........	314	Coprin. hiascens *Fr*............	42
	2. E. Ag. striatus.........		Coprinus plicatilis *Curt*........	331	Coprin. plicatilis (mal colorié) *Curt*.	43
553	I. II. M. P. Ag. infundibuliform.	510	Clitocybe inversa *Scop*.........	96	Omph. inversa *Scop*............	245
	G. O. H.　　Id.		Id. *inversa Scop*..........		Omph. flaccida *Sow*............	245
	I. N. O.　　Id.............		Id. *inversa Scop*..........		Id. splendens *P*.............	
554	1. A. B. Ag. lignatilis......	528	Flammula apicrea *P*...........:	249	Dryophila apicrea *P*...........	
	2. Ag. *cupularis*..........		*Tubaria cupularis Bull*.........	272	Lactarius cupularis *Bull*........	353
(555)	1. Ag. phaiocephalus.......	607	*Inocybe phaiocephala Bull*.......	231	Rhodoph. phaiocephalus *Bull*....	180
	2. Ag. *fulvus*...........		Tricholoma fulvellum *Bull*.......	50	Gyr. *fulva Bull*..............	290
556	1* Ag. chrysenteron.......	565	Id. chrysenteron *Bull*....	64	Gyroph. chrysenteron *Bull*......	280

Planches.	Noms de Bulliard.	Pages.	Noms de Fries.	Pages.	Noms de M. Quélet	Pages.
556	2. Ag. pleopodius.........	565	Nolanea pleopodia *Bull*.........	209	Rhod. pleopodius *Bull*..........	170
	3. Ag. odorus...........		Clitocybe odora *Bull*............	85	O. *viridis Scop*................	250
557	1. Ag. stypticus (140).....	389	Panus stypticus *Bull*...........	489	Panus stypticus *Bull*...........	324
	2. Ag. petalodes (226)......		Pleurotus *petaloides Bull*.......	175	Pleurotus geogenius *D. C*........	331
558	1. Ag. deliquescens.......	409	Coprinus deliquescens *Bull*......	327	Coprinus deliquescens *Bull*......	47
	2. Ag. hydrophorus........		Psathyrella hydrophora *Bull*....	314	Coprinus hydrophorus *Bull*......	47
559	1. Ag. *azonites*...........	497	Lactarius *flexuosus Fr*.........	(74)	Lactarius azonites *Bull*.........	362
	2. Ag. plumbeus..........		Id. plumbeus *Scop*........	429	Lactarius plumbeus *Scop*........	126
560	1. A. B. H. Ag. melinoides.	444	Galera Sphagnorum *P*..........	270	Galera Sphagnorum *P*..........	86
	1. C. D. E. G. Id......		Id. Hypnorum *Batsch*......	270	Galera Hypnorum *Batsch*.......	78
	1. F. Id......		Naucoria melinoides *Fr*.........	257	Hylophila melinoides *Fr*.........	86
	2. Ag. Adonis............		Mycena Adonis *Bull*............	134	Mycena Adonis *Bull*............	220
	P. id. var. *rirens*.......		Mycena *Adonis Bull*............	134	Mycena virens *Bull*.............	220
	3. Ag. Tentatula...........		Omphalia setipes *Fr*............	164	Omphalina setipes *Fr*...........	197
561	1. Ag. pellospermus........	426	Psathyra corrugis *P*............	316	Drosophila corrugis *P*...........	60
	2. L. Ag. papilionaceus ...		Panæolus campanulatus *L*.......	311	Panæolus campanulatus *L*........	54
	2. M. N. Id..............		Id. papilionaceus *Fr*.......	311	Panæolus papilionaceus *Fr*......	55
562	Ag. amarus...............	478	Flammula *alnicola Fr*..........	248	Dryophila sublateritia *Schaef*(?)..	158
563	1. Ag. conocephalus.......	499	*Bolbitius* conocephalus *Bull*.....	334	Galera conocephalus *Bull*.......	83
	2. Ag. fimbriatus..........		Naucoria *limbata Fr*............	264	Hyl. (nauc.) escharoides *Fr*.....	91
	3. M. Ag. pumilus.........		Mycena flavo-alba *Fr*. (?).......*(103)		Myc. flavo-alba *Fr*.	
	3. N. O. Ag. pumilus......		Mycena lactea *P*...............	135	Mycena lactea *P*...............	222
	3. R. S. T. Ag. trichopodius		Id. dilatata *Fr*.............	151	M. stylobatus *P*., var. dilatata *Fr*.	206
	4. Ag. fistulosus...........		Id. gypsea *Fr*.............	135	Mycena gypsea *Fr*.............	222
564	A. Ag. hydrogrammus.....	515	Omphalia hydrogramma *Bull*....	155	Omphalina hydrogramma *Bull*...	202
	B. J. E. Ag. hydrogrammus.		Id. ventosa *Fr*............	155	Omphalina ventosa *Fr*..........	203
	C. D. E. Id..........		Entol. *rhodopolium Fr*.........*(147)		Rhod. nidorosus *Fr*............	
	G. H. Id. (575 G. J.)		Clitocybe *expallens Bull*........ *(74)		Omphalina hydrogramma *Bull*...	

Planches.	Noms de Bulliard	Pages.	Noms de Fries	Pages.	Noms. de M. Quélet.	Pages.
565	Ag. micaceus	415	Coprinus micaceus *Bull*	325	Coprinus micaceus *Bull*	48
566	1. Ag. physaloides	430	Psilocybe physaloides *Bull*	300	Geophila (Psilocybe) physal. *Bull.*	
	2. Ag. bullaceus		Id. bullacea *Bull*	299	Geophila bullacea *Bull*	64
	3. Ag. coprophilus		Id. coprophila *Bul*	299	Geophila coprophila *Bull*	64
	4. Ag. nitens		Stropharia *stercoraria Fr*	287	Geop. (Stroph.) semiglobata *Batsch*	69
567	1. Ag. camphoratus	494	Lactarius camphoratus *Bull*	437	Lactarius camphoratus *Bull*	360
	2. Ag. theiogalus		Id. theiogalus *Bull*	432	Lactarius theiogalus *Bull*	356
	3. Ag. *azonites*		Id. fuliginosus *Fr*	434	Lact. *azonites Bull*	362
568	1. Ag. cyathiformis	212	Clitocybe pruinosa *Lasch*	101	Omph. *cyathif.*, *var*. pruin. *Lasch.*	239
	2. Ag. pyxidatus		Omphalia pyxidata *Bull*	157	Omphalia pyxidata *Bull*	203
569	1. F. G. Ag. Clavus	542	Collybia *Clavus Bull*	123	Mycena rubella *Quél*	
	1. H. P. Id		Id. ocellata *Fr*	123	Collybia ocellata *Fr*	233
	2. Ag. epiphyllus		Marasmius androsaceus *L*	477	Marasmius androsaceus *L*	311
	3. Ag. androsaceus (64)		Id. *Rotula*	477	Marasmius Bulliardi *Quél*	312
570	1. Ag. amethysteus	560	Clitocybe laccata *Scop*	108	Cl. lacc. *Scop. v.* amethyst. *Vaill.*	237
	fig. minor. Ag. coccineus		Hygrophorus *miniatus Fr*	418	Hygrophorus coccineus *Bull*	253
	2. S. Y. X. Id		Hygrophorus coccineus *Bull*	*(330)	Hygrophorus coccineus *Bull*	253
(571)	1. Ag. frumentaceus	602	Tricholoma frumentaceum *Bull*	52	H. Russula *Schaef. v.* purpurascens *A.S.*	262
	2. Ag. acerbus		Id. acerbum *Bull*	71	Gyrophila acerba *Bull*	288
572	Ag. butyraceus	615	Collybia butyracea *Bull*	113	Coliybia butyracea *Bull*	230
(573)	1. Ag. Orcella (591)	520	Clitopiius Orcella *Bull*	197	*P. prunulus Scop*	108
	2. Ag. geotropus		Clitocybe geotropa *Bull*	96	Omph. geotropa *Bull*	242
(574)	*1.* Ag. fulvus	608	Tricholoma *nictitans Fr*	50	Gyrophila fulva *Bull* (genuina)	XIX
	2. Ag. parasiticus		Nyctalis parasitica *Bull*	464	Nyctalis parasitica *Bull*	41
575	E. Ag. cyathiformis	512	Clitocybe *candicans* P	88	Omphalia brumalis *Fr* (*litt*)	
	F. H. Ag. cyathiformis		Id. *cyathiformis Bull*	100	Omph. infundibuliformis *Schaef.*	238
	G. I. Id. (564 G.H).		Id. expallens P	100	Id. Id	

Planches.	Noms de Bulliard.	Pages.	Noms de Fries.	Pages.	Noms de M. Quélet.	Pages.
575	K. L. Ag. cyathiformis.....	512	Clitocybe *vibecina Fr.* (?).......	(75)	Omphalia expallens *P*...........	
	M. N. Id.............		Id. cyathiformis B*ull*......	100	Omphalia cyathiformis *Bull*.....	
(576)	1. Ag. gnaphaliocephalus...	517	Inocybe Tricholoma A. et S.....	236	Paxillus Tricholoma *A. et S*.....	110
	Ag. contiguus (220).......		Paxillus involutus B*atsch*.......	403	Paxillus involutus B*atsch*.......	111
	D. Ag. bulbosus..........		Amanita *Mappa Fr*.............		Amanita junquillea.............	
(577)	G. H. M. Ag. bulbosus.....	670	Amanita *Mappa Fr*............	19	Amanita citrina *Schaef*.........	307
	E. F. Id..........		Id. recutita *Fr*............	19	Am. *porphyria*, A. et S., *v.* recut. *Fr*.	308
578	Ag. ileopodius K. M. P. (586 f.2 et 592)	656	Cortinarius incisus *P*.	(301)	Cortinarius ileopodius B*ull*......	142
	Id. J. U. L............		Cortinarius ileopodius B*ull*......	385	Cortinarius paleaceus *Weinm*...	142
579	1. Ag. (repandus, sinué)....	587	Hebeloma sinuosum *Fr*.........	237	Hyl. sinuosua *Fr*..............	94
	2. Ag. nigrescent (212)....		Russula nigricans B*ull*..........	439	Russula nigricans B*ull*.........	350
580	A. B. Ag. ovinus..........	592	Tricholoma cuneifolium *Fr*......	61	Gyrophila cuneifolia (mal coloré).	277
	C. R. Id..............		Hygrophorus ovinus B*ull*.......	415	Hygrophorus ovinus B*ull*.......	258
581	1. Ag. alneus (346)........	382	Schizophyllum commune *Fr*.....	492	Schizophyllum commune *Fr*.....	365
	2. Ag. epixylon...........		Pleurotus applicatus B*atsch*.....	180	Calathinus applic. B*atsch*. (m. col.)	194
	3. Ag. sessilis (152)........		*Claudopus* variabilis *P*..........	213	Crepidotus variabilis *P*.........	
582	1. Ag. ephemeroides.......	404	Coprinus ephemeroides B*ull*.....	328	Coprinus ephemeroides B*ull*.....	52
	2. Ag. typhoides (16)......		Id. comatus *Fl. dan*.......	320	Coprinus comatus *Fl. dan*.......	53
583	Ag. colubrinus............	484	Lepiota procera *Scop*...........	29	Lepiota procera *Scop*...........	301
584	Ag. dycmogalus...........	503	Lactarius *quietus Fr*...........	431	Lact. lactifluus (coul. omise) *Sch*.	359
585	1. Ag. grammopodius(548)..	617	Tricholoma grammopodia B*ull*...	74	Gyr. gramm. B*ull*., et Gyr. caista *Fr*.	266
	2. Ag. Hariolorum.........		Collybia Hariolorum B*ull*.......	177	Marasmius Hariolorum B*ull*.....	220
586	1. Ag. psammocephalus....	655	Cortinarius arenatus *P*..........	365	Cortinarius arenatus *P*.........	152
	2. A. B. Ag. ileopodius (578)		Id. ileopodius B*ull*......	385	Cortinarius ileopodius *Bull*......	142
	2. Excl. A B. Id. (578 K. M. P. et 592)		Id. incisus *P*...........	384	Cortinarius incisus *P*..........	142
587	1. Ag. ficoides............	526	Hygrophorus pratensis *P*.......	413	Hygrophorus pratensis *P*.......	257
	2. Ag. glutinosus..........		? ....*(332)		Hygr. (camaraphyllus)?.........	
588	Ag. sideroides........:.....	574	Naucoria sideroides B*ull*.......	258	Hylophila (nauc.) sideroides B*ull*,	87

Planches.	Noms de Bulliard.	Pages.	Noms de Fries.	Pages.	Noms de M. Quélet.	Pages.
589	1. Ag. arcuatus...	595	Trichol. cognatum *Fr*.	70	Gyrophila *arcuata* Bull.	267
	2. Ag. cartilagineus	596	Trichol. cartilagineum *Bull*	60	Gyr. cartilaginea Bull.	276
(590)	Ag. phonospermus	568	Entoloma sinuatum *Fr*.	193	Rhodophyllus (Entol.) sinuatus *Fr*.	179
591	Ag. Orcella	519	Clitopilus Orcella *Bull*.	197	*Paxillus* (Orcella) *prunulus Scop*.	
592	Ag. ileopodius	656	Cortinarius ileopodius *Bull*	385	Cortinarius ileopodius *Bull*.	143
593	Ag. solitarius	675	Amanita strobiliformis *Vitt*	22	Amanita (peploph.) *solitaria* Bull.	306
294	Ag. *grammocephalus*	616	Collybia platyphylla *Fr*.	110	Collybia *grammocephala* Bull...	228
595	1. Ag. aimatospermus	638	Psalliota hæmatosperma *Bull*.	282	*Lepiota* hæmatosperma Bull.	300
	2. Ag. togularis	639	Pholiota *togularis* Bull.	216	Hylophila (Cyclopus) ombrophila.	96
	3. Ag. ramentaceus	640	Armillaria ramentacea Bull.	42	Gyr. (Arm.) ram. Bull. y comp. cingulata *F*.	286
596	1. Ag. aimatochelis	660	Cortinarius *craticius Fr*.	364	Cortin. (Telam.) hæmatochelis *Bull*.	
	2. Ag. mucosus	661	Cortinarius collinitus *Sow*.	354	Cortinar. (Myxac.) collinitus *Sow*.	
(597)	1. Ag. Coronilla	633	Stropharia Coronilla *Bull*.	285	*Geophila* (Stroph.) Coronilla *Bull*.	68
	2. Ag. pudicus	635	Pholiota pudica *Bull*.	218	*Lepiota* pudica *Bull*.	300
598	1. Ag. purpureus, pourpré..	647	Cortinarius *orellanus Fr*.	371	Cortinarius cinnabarinus *Fr*.	
	2. A. Ag. araneosus	649	Id. violaceus *L*.	360	Cortinarius violaceus *L*.	
	2. B. C. Ag. araneosus	650	Id. bivelus *Fr*..	375		
599	Ag. rimosus	558	Inocybe destricta *Fr*.	232	Inocybe destricta *Fr*.	
600	Q. R. S. Ag. araneosus	650	Cortinarius *torvus Fr*.	376	Cortinarius impennis *Fr*.	
	Z. Y. Ag. araneosus	650	Cortinarius *subnotatus P*.	373	Id. sebaceus *Fr*.	
	U. Ag. id.	653	Cortinarius *licinipes Fr*.	376	Cort. bolaris.	
	X. W. T. Ag. araneosus...	653	Id. Id.		Cort. licinipes *Fr*.	
601	1. Ag. gymnopodius	531	*Flammula* gymnopodia *Bull*.	244	Omphalia gymnopodia *Bull*.	251
	C. Ag. lacteus	532	*Mycena capillaris Fl*. D.	153	Omphalina polyadelpha. *Lasch*...	
	D. Ag. lacteus		Id. Id. *P*.		Id. gracilis *Quél*.	IX
	E. G. Ag. lacteus		Omphalia integrella (ex Kickx)...		E. H. Omphalina integrella *P*.	
	3. Ag. *helvelloides*	533	Cantharellus cupulatus *P*.	458	Cantharellus *helvelloides* Bull...	38
602	Ag. argyrospermus	604	Trichol. saponaceum *Fr*.	59	Gyrophila saponacea *Fr*.	277

NOTES ET OBSERVATIONS
par le Dr René FERRY

PLANCHE 2. — M. Quélet a adopté le synonyme de Vaillant, *virescens*, comme plus ancien et plus descriptif.

4. — Bulliard (d'après le texte) rattachait au *Boletus chrysenteron* cet échantillon déjà avancé et peu reconnaissable.

14. — Pour Fries, ce serait *Lactarius rufus*. Bulliard, au contraire, rapporte cette figure à la même espèce que la planche 529, fig. 2, c'est-à-dire à l'*Ag. torminosus*.

Nous y verrions plutôt cette dernière espèce, mais la couleur est un peu trop foncée, le dessin ayant été fait en une seule teinte qui s'est trouvée trop accentuée ou qui s'est altérée ultérieurement.

26. — M. Quélet considère cette planche comme représentant *Russula virescens* et non *R. furcata*; en effet, la couleur a été disposée par taches et non uniformément répartie.

32. — Cette figure a plutôt la forme, le genre d'aiguillons et la couleur de *Utraria hirta* que de *U. piriformis* (note de M. Quélet).

36. — Bulliard (p. 612) rapporte à l'*Ag. fusipes* les individus représentés sous le nom d'*Ag. contortus*, planche 36.

40. — Les diverses figures que cette planche représente sont désignées sous le nom collectif de Pézizes à lentilles (*Peziza lentifera*).

La figure A est, d'après le texte, *Nidularia striata* Bull.

Les figures CC sont, d'après le texte, la même espèce que celle représentée planche 488, f. 2, c'est-à-dire *Nidularia laevis* var. *glabra* (*Nidularia Crucibulum* Fr.).

Quant à la figure B, ce serait, d'après le texte, la *Nidularia laevis*, var. *tomentosa* (= *vernicosa* Bull. = *campanulata* Fr.); mais d'après Kickx et aussi d'après M. Quélet cette figure représenterait plutôt *Cyathus Crucibulum* Quél. = *Nidularia Crucibulum* Fr.

44. D'après M. Boudier, *Peziza Catinus* est plus petit et plus pédiculé. La figure ressemblerait à *Pustularia ochracea* Boudier, mais, à cause de sa station, l'échantillon de Bulliard doit rester sous le nom de *Peziza cerea*.

46. — Ce polypore, représenté d'abord sous la planche 46 et désigné alors par Bulliard sous le nom de *Boletus elegans*, a été plus tard représenté par lui sous les planches 360 et 445, fig. 2 et désigné alors définitivement sous le nom de *B. Calceolus*. « Il faut, dit-il, rapporter à cette espèce le champignon représenté sous le nom de Bolet élégant, planche 46. »

54. — D'après M. Quélet, l'*Ag. vinosus* Bull. paraît être le *Paxillus leptopus* Fr. Ce qui confirme cette opinion, c'est que d'après Saint-Amans *Fl. Agenaise*, p. 574, Bulliard le rapportait à son *Ag. cantiguus* (*Paxillus involutus* Fr.) dont *Paxillus leptopus* n'est qu'une variété.

68. — *Coprinus stercorarius* Bull., (non Fr.).

Voici la description que M. Quélet donne de cette espèce :
Coprin véliforme *hyalin-grisâtre, à saveur salée* (Bulliard), trans-

lucide et très fugace. Stipe tubuleux, allongé (0^m10-15) voilé de filaments soyeux, puis glabres. Péridium campanulé, puis aplani et retroussé (0^m01-0^m02) peluché.

Il est plus grêle et plus fugace que *fimetarius* L. qui l'accompagne le plus souvent.

Il est plus grêle que *niveus*; il est fusiforme et non radicant.

Coprinus stercorarius Fr. paraît être une variété de *niveus* Pers. (D'après M. Quélet, supplément XVIII).

76. — Bulliard (d'après le texte) estimait que c'était la même espèce que *Collybia fusipes*.

90. — Cette figure, ainsi que la figure C de la planche 434, représente l'*Ag. erythropus* Pers. (syn. n° 206) qui pour M. Quélet est *Collybia erythropus*. — Le *Collybia acervata* Fr. en est synonyme et aussi une forme cespiteuse. Dans la table de son *Systema*, Fries rapportait cette figure 90 à *Ag. erythropus*.

Dans ses *Hyménomycètes Europœi*, sous l'*Agaricus acervatus*, Fries dit : « L'*Ag. repens* Bull. t. 90. ressemble à l'*Ag. acervatus*, mais c'est une autre espèce, une forme monstrueuse de l'espèce suivante (*Ag. dryophilus*), forme affine à l'*Ag. funicularis*. »

92. — Bulliard (texte p. 426) considérait les individus représentés par cette planche comme appartenant à l'*Ag. annularius* Bull. (*Ag. melleus* Fr.) Ce fait résulte aussi des annotations inscrites de la main de Bulliard sur son exemplaire de l'*Histoire des Champignons*, déposé au muséum, à Paris.

104. — *Lactarius zonarius*. Espèce dédoublée par Fries en *Lact. zonarius* et *Lact. insulsus*. (Note de M. Quélet).

111. — Cette planche citée par Kickx, ne se trouve pas dans l'Histoire des champignons mais dans celle des plantes vénéneuses de Bulliard, en regard de la page 151. C'est l'ergot du seigle (sclérote du *Claviceps purpurea*) (1).

112. — M. Quélet considère cette figure comme se rapportant à un arrêt (produit par un temps sec) dans le développement de l'*Ag. (Bolbitius) hydrophilus* Fr. — *Drosophila hydrophila* Quél. — L'*Ag. piluliformis* doit donc disparaitre de la nomenclature. — D'après le texte de Bulliard, c'est la même espèce que l'*Ag. hydrophilus*.

134. — D'après Kickx, le champignon représenté par cette planche paraît être *Ag. campestris sylvicola*, et celui que représente la planche 514 serait, au contraire, l'*Ag. campestris praticola*.

Pour M. Quélet, c'est bien l'*Ag. campestris*, mais à écailles un peu trop bistrées, ce qui le fait ressembler à *Psalliota villatica* Brondeau.

142. — M. Quélet préfère le synonyme *Ag. Georgii* (de l'époque de la Saint-Georges, 23 avril) De l'Ecluse (Clusius) comme plus ancien, tout en conservant le nom *Albella*, D. C., pour une variété entièrement blanche.

---

(1) Les numéros impairs, qui n'existent pas dans le commencement de la série des planches des champignons de Bulliard, se retrouvent dans la série de ses planches des *Plantes vénéneuses*.

148, A C. — M. Quélet ayant réservé le terme de *Clavus* pour l'*Ag. Clavus* Schæf. (= *esculentus* Fr. = *perpendicularis* Bull. = *tenacellus* Pers). a dû trouver pour l'*Ag.* (*Collybia*) *Clavus* Fr. *Ag. Clavus* Bull.), une nouvelle épithète *rubellus*. De plus, il a transporté cette espèce, du genre *Collybia*, dans le genre *Mycena*, à raison de ce que la marge du chapeau est *droite* dans le jeune âge.

Je rappellerai en outre que c'est sur des échantillons que je lui ai envoyés de Saint-Dié que M. Quélet a créé cette espèce *Mycena rubella* et reconnu son identité avec les figures A et C de la planche 148 de Bulliard.

152. — M. Quélet a transporté cette espèce du genre *Claudopus*, dans le genre *Crepidotus*, parce que les spores sont ocracées et non rosées.

162. — Bulliard réunit les planches 162 et 507. Or celle-ci (507) représente certainement *Mycena pura*.

164. — M. Quélet a préféré, comme plus ancien, le nom donné par Schæffer, *Ag. fuscescens*, quoique moins descriptif.

166. — L'*Ag. lycoperdonoides* Bull., pl. 166 (*Nyctalis asterophora* Fr.), est ici figuré sur l'*Ag. fusipes*, et Bulliard ajoute au bas de la planche : « C'est toujours sur l'Agaric pied-fu que je l'ai rencontré ».   (*Note de M. Guillemot.*)

192. — D'après la station, F. A., serait *Lycogala epidendrom* Fr. Syst. III, 82. (M. Quélet, *in litteris*).

194. — L'*Ag. lacrymabundus* Fr. est l'*Ag. cotoneus* Quél., et non l'*Ag. lacrymabundus* Bull. (qui est synonyme de l'*Ag. velutinus* Pers.).

196. — M. Quélet préfère à toute autre l'épithète *hispida* Schæff. comme étant la plus ancienne.

M. Saccardo fait aussi rentrer ce champignon dans le genre *Helvella* ; mais, d'après M. Boudier, ce n'est pas une Helvelle.

212. — D'après M. Quélet, l'épithète *alba* (*Clavaria* (*Ramaria*) *alba*) doit remplacer comme nom spécifique *coralloïdes* Fr., emprunté à Linné qui réunit sous ce nom : *flava, formosa, aurea*, etc.

220. — C'est le *Xylaria digitata* (L.) Grev. fl. Edin. 356 ; Nits. Pyr. Germ., p. 9, Sacc. Syll. I, p. 339 ; *Clavaria digitata* Linn. S. veg. ed. XV, p. 1010.

222. — *Ramaria flava*. Pour la couleur, il pourrait y avoir doute, mais c'est la forme de *flava !* La figure pourrait aussi cependant représenter *aurea*, mais ce qu'en dit Bulliard est de *flava* sans aucun doute. (Note de M. Quélet).

236. — M. Quélet a préféré comme plus ancien le nom donné par Schæffer, *Boletus rufus*.

238. — Kickx pense que les figures A B C D pourraient bien représenter *Geaster rufescens*, E F *Geaster mammosus* et G H *G. hygrometricus*. M. Quélet considère toutes ces figures comme représentant *Geaster hygrometricus* Fr. dont *Lycoperdon stellatum* Bull. est synonyme. (Voir la note 471,1.)

248. — La figure de Bulliard, à stipe creux, démontre qu'elle ne représente pas un *Entoloma* (comme Fries le supposait, *Entoloma ardosiacum* Fr.) mais bien un *Eccilia (Eccilia ardosiaca* Bull. ; Quélet Jura, I, tab. 6, f. 3 ; *Eccilia Mougeotii* Fr. Hymén. p. 212). L'adjectif *ardosiacus* étant réservé pour *Eccilia*, il fallait trouver une autre épithète pour *Entoloma ardosiacum* Fr., M. Quélet lui a donné celle de *nitidum. (Entoloma nitidum* Quél. ass. fr. 1882, t. XI, f. 3. = *Entoloma ardosiacum* . Fr., Ic. t. 94, f. 4).

250. — D'après Fries (Hym. p. 360), cette figure concorde bien pour la couleur et la taille, mais à tort le chapeau paraît lisse et glabre. Bulliard du reste a complété et corrigé cette figure par celle de la planche 598.

276. — M. Quélet considère cette figure comme représentant une variété de l'*Ag. umbelliferus* et non une espèce particulière.

282. — C'est le *Lact. turpis (Veinmann)* Fr.

286. — M. Quélet considère l'*Ag. Catinus* comme une variété blanche d'*Ag. infundibuliformis.*

296. — Voir note 366, *in fine.*

310. — Pour les figures de cette planche, Fries a créé le *Trametes Bulliardi*, à tort d'après M. Quélet qui considère la fig. A comme *Tr. suaveolens* et les fig. B C comme *Tr. rubescens.*

316. — Fries ne cite pas cette planche avec la diagnose d'*Am. rubescens* ; mais il la cite à la suite de la diagnose d'*Am. aspera* (p. 24) comme étant relative à *Am. rubescens.* M. Quélet a substitué à *rubescens* Fr., le terme *rubens* Scop., comme antérieur.

350. 2. — Les deux figures en haut et à droite représentent, d'après M. Quélet, *Lenzites trabaea* Quél., Fl. 367.

366. — Ce polypore géant de Bulliard, admis comme espèce par Fries, n'est, d'après de nouvelles observations, qu'un état (à peine une forme) de *Boletus sulfureus* Bull. pl. 429, croissant dans les bâtiments humides comme dans les forêts ombreuses, sur le chêne altéré : cette forme atteint le poids de 10 kilogrammes, Bulliard dit même de 30 livres, et se développe dans des stations moins aérées et surtout moins éclairées, ce qui donne au *péridium* une couleur *blanchâtre* ou *crême-ocracé*, puis *fauve*, avec des *pores crême* à peine tointés, si bien que, d'après M. Quélet, on doit réunir en une seule toutes les espèces de ce groupe sous le nom plus ancien de *caudicinus* Schæf, t. 131 et 132.

Ainsi d'après M. Quélet *in litteris*, le *Boletus Laricis* Bull. t. 296 (*Polyp. officinalis* Fr.), que M. Quélet considère comme une variété de *Polyporus sulfureus*, devrait s'appeler *Leptosporus caudicinus*, var. *Laricis* Bull.

376, 2. — *Dacrymyces chrysocoma* (Bull.) Tulasn. (Ann. sc. nat. 1853, p. 221.)

376, 4. — D'après Kickx, cette figure n'est pas indiquée par Fries, mais elle concorde complètement avec *Pez. cinerea, v. viridis* Fr.

378. — *Stereum ferrugineum* Fr. « hymenio glabro », attribué par Fries à Bulliard n'est pas celui de Bulliard qui est hérissé-velouté et qui répond au *Stereum rubiginosum* de Schrader. (Note de M. Quélet).

386. — La fig. A. (*Tremella cerebrina alba* Bulliard) est le *Dacrymyces hyalina* puisqu'elle est blanche d'après Bulliard, quoique la figure la représente un peu jaune.

La fig. B. (*Tremella cerebrina lutea* Bulliard) est *Tremella mesenterica*. (Note de M. Quélet.)

396, 1. — *Lachnea carnosa* Bull. Peridium urcéolé puis cupulaire (0^m005-7), très épais, floconneux, *blanc de neige;* chair *blanche*, tachée de *rose rouge*. Hyménium creux, *rose incarnat*. Spore fusiforme (0^m015-18), biocellée, rosée (XVIe supplément à la *Flore mycol.* de M. Quélet, pl. XXI, fig. 15). Sur le bois pourri, Alpes, Tyrol (Bresadola), affine à *leucotricha*.

Dans la figure de Bulliard, l'hyménium pubescent et le voile grisâtre sont peut-être l'effet d'une mucédinée. (D'après M. Quélet, supplément XVI.)

401. — *Placodes igniarius* d'après la figure; *Placodes nigricans* (1) d'après le texte de Bulliard. (Note de M. Quélet.)

403. — *Mycena rugosa. Collybia collina* ne vient ni dans les bois, ni dans les champs ; n'a pas le péridium sillonné, ni un stipe aussi élancé et dilaté en bas, ni cette couleur. (Note de M. Quélet.)

404. — *Saccardo* Syll., VIII, p. 901. *Chœromyces meandriformis*, t. 404, fig. A. et B. *excl.*

410, 3. — D'après M. Saccardo VIII, p. 261 et p. 839, cette figure de Bulliard ne représente pas *Peziza bicolor* Sowerb., t. 369, fig. 7 ; Fries, obs. II, p. 305 (*Peziza Aspegrenii* Fr., Systema II, p. 131). Cette figure de Bulliard représente, au contraire, le *Dasyscypha bicolor* (Bull.) Fuck. Symb. mycol., p. 305 (*P. minuta* Fl. dan. t. 779, fig. 2, et *P. Lachnum* Karst.)

414. — Cette production paraît être une forme monstrueuse de polypore : elle présente des cavités (que Bulliard appelle loges séminales) dont les unes sont closes et dont les autres s'ouvrent au dehors. Cette disposition a été observée, soit dans des formes conidiales de polypores, soit dans des formes basidiales, voir *Polyporus Mylittae* Cooke et Mass. (*Rev. myc.* 1895, p. 165.)

422, 1. — Le *Naucoria semiorbicularis* a été à tort dédoublé par Fries en *pediades* Fr. et *semiorbicularis* Bull. qui, d'après M. Quélet, ne constituent qu'une seule et même espèce.

423. — Fries considère l'*Ag. argyraceus* Bull. comme une variété de l'*Ag. terreus* et M. Quélet comme une variété de l'*Ag.* (Armillaria) *ramentaceus*.

425, 1. — M. Quélet pense que l'*Ag. titubans* Bull. comprend les *Agaricus vitellinus* Pers., *Bolbitius fragilis* Fr. et *Bolbitius luteolus* Fr. Toutes ces fausses espèces ne sont que des formes du même champignon qui dans la classification de M. Quélet est *Pluteolus titubans* (Bull.) Q.

426. — Le *Pleurotus glandulosus* est une forme ou plutôt un état maladif du *Pleurotus ostreatus :* l'humidité détermine une végétation pileuse qui englobe divers corps étrangers.

V. *Rev. Myc.*, Boudier. *Tubercules pileux des lames d'Agarics*, 1894, p. 36.

427, 1. — Cette figure représente le *Gymnosporangium clavariaeforme* (Jacq.) Rees. (*Podisoma Juniperi communis* Fr.) avec ses réceptacles cylindriques ou longuement claviformes.

C'est la forme à téleutospores d'une Urédinée dont la forme écidienne est le *Roestelia Oxyacanthae* Link. (*R. lacerata Tub.*), parasite de l'Aubépine.

Le Genévrier commun peut encore porter une autre espèce de *Gymnosporangium, le Gymnosporangium juniperinum* (L.) W. = *Podisoma Juniperi* (Link.) à réceptacles hémisphériques ou coniques, dont la forme écidienne est le *Roestelia cornuta* sur le *Sorbus aria, le S. aucuparia, le Pirus communis* et l'*Amelanchier vulgaris.*

427, fig. 3. — *Tremella vesicaria* Bull. ; Berkeley Engl. Bot. t. 2451 ; Fr. hymen. Europ. p. 691.

Sur la terre, en Angleterre, Amérique. Par sa taille et sa station sur la terre on la prendrait facilement pour un Nostoc ; mais, d'après le témoignage de Berkeley, c'est une vraie Trémelle (Sacc. Syll. VI, p. 783).

428, 1. — Fries préfère, comme plus ancien, le nom spécifique *albus* donné par Schaeffer.
(V. Fries p. 70 et 71 Hymen. Europaei).
Fries cite comme synonyme *Ag.* (tricholoma) *albus* et *leucocephalus* Bull. pl. 536 ; il ne cite pas la planche 428 que cependant Bulliard réunit dans la dénomination des planches et dans le texte.
Il est à noter que l'*Ag.* (tr.) *leucocephalus* Fr. est une autre espèce que *leucocephalus* Bull.

428, 2. — Au terme *cinerascens* Bull., M. Quélet préfère *aggregatus* Schaef, comme plus ancien.   (*Note de M. Quélet.*)

432. — M. Boudier pense que cette figure représente plutôt le *Diatrype quercina* que le *Valsa enteroleuca* auquel Fries et Kickx la rapportent.

433. — *Placodes incanus* Q. comprend quatre ou cinq espèces de Fries.
M. Quélet préfère ce nom qu'il a lui-même donné (Enchiridion p. 172), parce que les termes *fraxineus, cytisinus, ulmarius* et *quercinus* n'indiquent que les divers sièges d'une même espèce à laquelle il fallait bien donner un nom, ce champignon se rencontrant non seulement sur frêne, mais encore sur peuplier, orme, cytise, chêne, robinier, marronnier.

434. C. — Le *Marasmius erythropus* est de même nature que l'*Ag. dryophilus*, et Bulliard l'avait avec beaucoup de raison réuni à son congénère. Tous deux appartiennent, d'après M. Quélet, au genre *Collybia.*

435, fig. 2. — M. Saccardo cite aussi cette figure comme représentant le *Lycoperdon furfuraceum* Sacc. VII', p. 110.

438, 1. — D'après M. Boudier, ce n'est, ainsi que Léveillé l'a signalé, que le jeune âge du *Poronia punctata*.

443. — *Ag. arcuatus* Bull. est, d'après M. Quélet, *Ag. cognatus* Fr. ; c'est une espèce bien distincte d'*Ag. arcuatus* Fr. (variété d'*Ag. melaleucus*).

454. — *Placodes Ribis* pour l'aspect, aminci. — F. *Placodes igniarius* forme typique. — C. *Phellinus rubriporus* n'a rien d'*aplanatus*. (Note de M. Quélet.)

456. — *Rhizoctonia Crocorum* Fr. — C'est peut-être le mycélium (avec sclérotes) de *Sclerotinia Bulborum* Wakker, in Oud. Aanw. IX et X, p. 58, t. VI, fig. 11 (*Peziza*) ; Saccardo, Syll. VIII, p. 187. Cette espèce (*morve noire des plantes bulbeuses*) a été observée aussi sur les *Crocus*. (Ludwig *Lehrb. der niedern Kryptogamen*, p. 353).

461. — Fries dit : « La figure se rapporte le mieux à *Cantharellus infundibuliformis*. Mais dans le texte il y a eu confusion d'espèce. »

463, 2. — C'est par suite d'une erreur typographique que dans la Flore mycologique cette figure a été indiquée sous *Clavaria vivipara*. (Note de M. Quélet.)

468, 3. — Fries et Kickx rapportent cette figure à *Sphaeria fusca = Hypoxylon fuscum ;* mais cette figure n'en a pas la couleur.

469. — D'après M. Quélet, la figure de Balliard représente plutôt *Polyporus brumalis* Pers. que *Polyporus fuligineus* Pers. Le second ne serait du reste qu'une variété du premier.

471, 1, L. — C'est le *Geaster hygrometricus* très grand (et non le *Geaster rufescens*), car l'ostiole n'est pas conique et denté. (Quélet).

472, 1. — Fries et Kickx ont rapporté cette figure à *Dichosporium aggregatum*, Nees Syst.. p. 109, fig. 99 (Sacc. VII., p. 468). Rostafinski et M. Massée pensent, au contraire, que c'est un état immature de *Badhamia capsulifera* Rost.

472, 2. — La figure F représente le charbon de l'Avoine et la figure E le charbon de l'Orge. D'après les recherches et les observations de M. Brefeld, les spores du charbon (*Ust. Segetum*) qui se développe sur le Blé et l'Avoine sont incapables de transmettre par inoculation cette maladie à l'Orge : il y a donc là deux espèces bien distinctes.

M. Jensen a donné à l'espèce de l'Avoine le nom d'*Ustilago Avenae* (Pers.) Jensen.

Quant à l'Orge, il peut, d'après les recherches de Jensen, être atteint par deux espèces différentes d'*Ustilago*. L'*Ustilago Hordei* (Pers.) Kell et Zwingle, II, rep. agr. Kansas, p. 215 et 268 (*U. Hordei*, forma *tecta* Jensen Sacc. Syll. IX, page 283, a la masse des spores noire, compacte, renfermée dans l'intérieur des ovaires et attaque l'*Hordeum distichum*. L'*Ustilago nuda* (Jens.) Kell. et Zw. (*U. Hordei*, forma *nuda* Jens.) a les spores d'un brun

olivâtre, diffluentes, s'échappant de bonne heure des ovaires. C'est cette dernière espèce, commune sur l'*Hordeum vulgare*, que Bulliard paraît avoir représentée sous le nom de *Reticularia Segetum*.

482. M. Quélet préfère comme plus ancien le nom spécifique *rutilans* donné par Pers. à celui de *nidulans* donné par Fries.

483, 2-4. — De même le terme *lilacinum* Batsch doit avoir la priorité sur celui *vorticosum* Fries.

486. — *Caloporus acanthoïdes* (Bull.), Q. *Polyp. acanthoïdes* Fr. *giganteus* Pers., Fr. (Note de M. Quélet.)

492, 1. — C'est à cette espèce que Tulasne (1863) a donné le nom de *Melogramma Bulliardi*.

492, 3. — Fries et Kickx désignent cette figure sous le nom de *Sphaeria inquinans*, *Massaria inquinans*, que Saccardo (Syll., I, page 5), considère comme synonyme de *Massaria Bulliardi* Tulasne.

496, N. O. Q. — M. Quélet préfère, comme plus ancienne, l'épithète *grossa* Pers. à *Kromholtzii* Fr., et celle *corniculata* Schæf, très expressive comme caractère spécifique, à *muscoïdes* L., nom aussi vague que possible.

Ces figures comprennent probablement aussi des espèces voisines (*fastigiata* et autres).

506, 1. — *Lepiota littoralis* Q. : Stipe fluet, à moëlle soyeuse et à anneau fugace, *satinés*, *blancs*, puis *incarnats* sous un voile floconneux. Péridium campanulé, puis aplani (15-25 cent.), mince, pubescent, puis aréolé, *ocracé-incarnat* avec le *mamelon fauve*. Lamelles réunies en anneau, un peu écartées du stipe, *blanc-crême*. Spore pruniforme (6-8μ) guttulée, hyaline. — Ouest de la France, bois de conifères.

514. — Le stipe creux (fig. N) indique que c'est *Fratella arvensis* var. *sylvestris* (et non *Pr. campestris*).

517, P. — D'après M. Quélet, *Fl. myc.*, p. 334, la figure P serait la variété *cornucopioides* (*Cornucopiae* Paulet) de *Pleurotus ostreatus* Jacq. (Comparez *Rev. myc.* 1894, p. 23, et pl. CXXXIX).

Toutefois, d'après la note de Bulliard, pl. 517, ce serait encore *Pleurotus conchatus*. L'un est ocracé par décoloration, et l'autre est ocracé en naissant; du reste ces deux espèces sont très voisines.

522, 4. — Fries avait méconnu le *Sclérote* si remarquable de cette espèce qu'il avait pourtant dénommée.

La forme et la couleur du sclérote (oblong et ocracé) ainsi que la pointe du chapeau montrent que c'est *Collybia cirrata* et non *C. tuberosa* qui a le sclérote piriforme brun-pourpre et le chapeau plan.

M. Quélet a reconnu que toutes ces espèces : *Clavus* Schaef. *esculentus* Wulf., *perpendicularis* Bull., *tenacellus* Pers., *stolonifer* Jungh., *myosurus* Fr., ne constituaient qu'une seule et même espèce constamment parasite sur les cônes enfouis en terre.

525, 3. — C'est le *Stropharia lacrymabunda* (Bull.) Q.= *Hypholoma velutinum* Fr. Quant à l'*Hypholoma lacrymabundum* Fr., c'est le *Geophila (Stropharia) cotonea* Quél.

530, 2. — Ces figures rapportées par Fries à *Pholiota unicolor* représentent aussi bien *Pholiota marginata*. Ces deux dernières espèces friesiennes ne paraissent à M. Quélet que des variétés plus ou moins fauves ou ocracées d'une espèce unique *Dryophila xylophila* (Bull.) Q.

535, 2. — Malgré la couleur jaune-fauve des lamelles et la forme du péridium plutôt mamelonné qu'ombiliqué, les excellentes figures de cette espèce ont été rapportées par Fries à *Omphalia undulata* voisin de *hirneola*, tandis qu'elles représentent parfaitement *Naucoria autochtona* Bk. et Br. Le nom spécifique de Bulliard, outre qu'il a la priorité, est plus heureusement choisi étant tiré de la forme onduleuse du péridium, caractère assez constant dans cette espèce, voyez *Bull. Soc. myc. de France*, 1893. *Tubaria autochtona* Berk. et Br. p. 7 et planche II, fig. III. — *Omphalia undulata Fl. myc*, Quélet, p. 250 reste comme variété de *hirneola* ; mais la citation de la figure est à supprimer d'après l'auteur, M. Quélet.

547, 1. — Sous l'*Ag.* (Entoloma) *fertilis* Fries dit : « J'ai reçu cette espèce (qui m'était inconnue) de Berkeley qui l'a rapportée à l'*Ag. phonospernus* Bull. t. 547, fig. 1 et 590, quoique ces figures-ci concordent peu avec la description et qu'elles diffèrent certainement de l'*Ag. phonopermus* primitif t. 534 (*Ag. clypeatus* Linn.). Les tables que j'ai citées les premières (t. 547, fig. 1 et 590) me paraissent représenter plutôt l'*Ag. sinuatus*. »

« La planche 547, f. 1. *A. phonospermus*, est, nous écrit M. Quélet, la variété *albidus* Quél. du *Rhodophyllus* (Entoloma) *clypeatus* (L.), répandue en mai dans les vergers de nos collines du Jura septentrional. »

555. — Dans l'*Ag. phaiocephalus* de Bulliard, Fries a vu un *Inocybe* (*S. phaiocephalus*, Hym. p. 231), M. Gillet un *Tricholoma* (*Tr. phaiocephalum*) et M. Quélet, qui l'a trouvé plusieurs fois dans les Vosges, et non dans la planche de Bulliard, comme les auteurs cités, un *Entoloma* (genre *Rhodophyllus* Quélet) qui pour lui serait synonyme de l'*Entoloma porphyrophæum* Fr.

571. — M. Quélet ne voit dans *Tricholoma Russula* Schæff. et *Hygrophorus erubescens* Fr. que deux formes (l'une des bois feuillés de la plaine et l'autre des conifères de la montagne) d'une seule et même espèce *Hygrophorus Russula* Schæff. y compris *purpuracens* Alb. et Schw. et *capreolarius* Kalch.

573, 1. — M. Quélet préfère, comme plus ancien, *Ag. prunulus* Scop. à *Ag. Orcella* Bull.

574, 1. — Le *Trich. nictitans* Fr. = *Ag. fulvus* Bull. serait, d'après M. Quélet, la même chose que le *Tricholoma acerbum* Fr.

574, 1. — L'*Ag. fulvus* Bull. est une forme développée de *Gyrophila fulva* Quélet (*Tricholoma flavo-brunneum* Fries). Quant au

Tricholoma nictitans Fr. c'est, d'après la description de Fries (*Monogr. Hymen. Sueciæ*) celle de l'*Agaricus* (Tricholoma) *acerbus* Bull. t. 571, f, 2..

576, 1. — Le nom de Bulliard devrait être préféré, par droit de priorité, mais il est plus long et moins beau, tandis que celui d'Albertini et Schweinitz est très heureux.

577. — M. Quélet préfère, comme plus ancienne et plus descriptive l'épithète *citrina* Schæf.

La figure D, ayant la marge striée, se rapporte à l'*Amanita junquillea* Quél. ; quant aux figures G H. qui n'ont pas la marge striée, elles paraissent se rapporter plutôt à l'*Amanita citrina* Schæf. qu'à l'*Amanita junquillea* Quél.

Le volva de la figure G est mal représenté : la figure pourrait faire croire à un volva membraneux, tel que celui de l'*Ag. bulbosus* Bull., mais les verrues dont le chapeau est parsemé écartent forcément une pareille supposition.

595, 3. — D'après M. Quélet, l'*Armillaria cingulata* Fr. rentre dans l'*Armillaria ramentacea* Bull.

597, 2. L-P. — Paraîtraient être un *Pholiota*, notamment les marquetures du chapeau indiqueraient *Pholiota caperata* ; mais il est peu probable que Bulliard ait réuni spécifiquement une espèce *blanche* et une autre espèce qui, dès sa naissance, eût été ocracée.

598, f. 1. — La planche de Bulliard porte *Agaric pourpré*. Le texte de Ventenat traduit ce dernier mot par *Phœniceus* ; Fries et tous les autres auteurs le traduisent, au contraire, par *purpureus*.

Le terme *phœniceus* nous paraît du reste beaucoup plus exact que *purpureus* pour désigner la couleur rouge du *Cortinarius orellanus*.

Purpureus est d'ordinaire en effet employé par Pline pour désigner une couleur violette, la pourpre de Tarente, la pourpre des Empereurs romains : de même en mycologie *Ag. purpureus* Pers. = *Tricholoma conides* Fr. *Clavaria purpurea* Schaef == *Clavaria bilacina* Fr.; *Helvella purpurea* Schaef = *Tremella amethystea* Bull. La section des *Pratelli* Fr. (sporis *atro-purpureis*) répond aux *Janthinospori* (à spores violettes) de Quélet.

Phœniceus, pœniceus, puniceus désigne, au contraire, la couleur rouge fabriquée avec la pourpre de Tyr : *Hygrophorus puniceus* Fr. « coccineo-sanguineo », *Agaricus* (armillaria) *phœniceus* Fr. « pileus ruber vel lateritius » (1).

Nota. — Aux signes conventionnels énumérés à la page 94 (année 1895), il y a lieu d'ajouter celui-ci : dans la dernière colonne, les chiffres romains placés devant des chiffres arabes indiquent les tomes du *Sylloge* de M. Saccardo ; les chiffres arabes qui les accompagnent indiquent les pages du même ouvrage. — Ces mentions ont été fournies pour les Pyrénomycètes, les Hyphomycètes et les Mucorinées.

---

(1) R. Ferry. *De la nomenclature des couleurs. Rev. myc.*, 1891, p. 180.

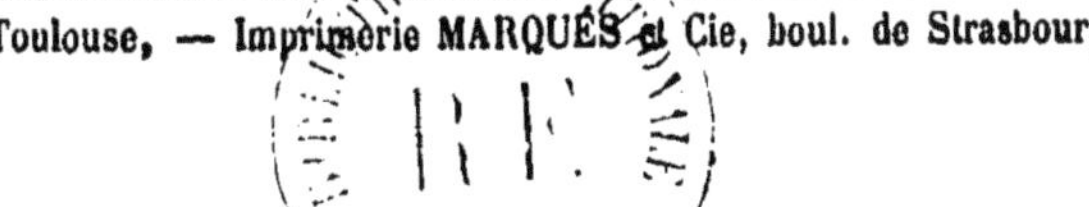

Toulouse. — Imprimerie MARQUÈS et Cie, boul. de Strasbourg, 22.

295

9 782019 974923